DES
TUMEURS BLANCHES

ET

DE LEUR TRAITEMENT

PAR

CH. BALLU,

DOCTEUR EN MÉDECINE,

Chirurgien aide-major aux escadrons de la garde nationale
du département de la Seine ;
Membre de l'Institut d'Afrique, de la Société géologique de France
et de l'Académie de l'enseignement, etc.

Laxi tumores boni : crudi vero, mali.
(HIPP., aphor. 67, sect. 7.)

A PARIS

CHEZ J.-B. BAILLIÈRE,

LIBRAIRE DE L'ACADÉMIE IMPÉRIALE DE MÉDECINE,

RUE HAUTEFEUILLE, 19.

1853.

DES

TUMEURS BLANCHES

ET

DE LEUR TRAITEMENT.

Paris. — Imprimerie de L. MARTINET, rue Mignon, 2.

DES
TUMEURS BLANCHES
ET
DE LEUR TRAITEMENT

PAR

CH. BALLU,

DOCTEUR EN MÉDECINE,

Chirurgien aide-major aux escadrons de la garde nationale
du département de la Seine;
Membre de l'Institut d'Afrique, de la Société géologique de France
et de l'Académie de l'enseignement, etc.

Laxi tumores boni; crudi vero, mali.
(HIPP., aphor. 67, sect. 7.)

PARIS
CHEZ J.-B. BAILLIÈRE,
LIBRAIRE DE L'ACADÉMIE IMPÉRIALE DE MÉDECINE,
RUE HAUTEFEUILLE, 19.
1853

A MON PÈRE

MON PREMIER MAITRE.

AVANT-PROPOS.

Ayant été à portée d'observer un grand nombre de tumeurs blanches dans le cours de mes études médicales, placé dans les principaux services des hôpitaux de Paris, et depuis plusieurs années que j'exerce ayant été assez heureux pour compter quelques guérisons de cette maladie, j'ai pensé en faire le sujet d'une étude spéciale au point de vue pratique surtout.

Ce n'est point aux maîtres de l'art que je destine ce petit ouvrage, ce serait leur rendre en grande partie ce qu'ils m'ont donné. Je l'offre à cette classe honorable et trop peu honorée de praticiens qui, loin du mouvement progressif de la science, sont désireux cependant de tourner ses

progrès au soulagement de l'humanité. Tout en-
tier à leurs pénibles fonctions, ils n'ont pas le
loisir de démêler au milieu de ce luxe de décou-
vertes que chaque année voit éclore celles qui
offrent le plus de garanties; c'est pourquoi j'ai
essayé de répondre à leurs besoins en leur offrant
cette petite monographie dictée par des opinions
arrêtées et quelques détails dans lesquels je me
suis efforcé d'être précis.

La partie de mon travail que je regarde comme
la plus importante est celle qui a rapport au traitement , et cependant je ne préconise aucun
moyen nouveau. Mais par la manière dont j'emploie ceux qui peuvent agir efficacement, et les
soins que je mets à rejeter ceux qui sont inutiles
ou nuisibles, j'en ai fait une méthode spéciale
et appropriée à la maladie; l'expérience m'ayant
prouvé que la terminaison heureuse ou funeste de
la maladie dépend le plus souvent de la manière
de les mettre en usage. C'est ce que démontrent
d'ailleurs les faits que je rapporte sur l'authenti-
cité desquels on ne peut élever aucun doute, et

qui, j'espère, donneront la certitude qu'on peut, dans la très grande majorité des cas, guérir cette maladie, que plusieurs auteurs ont regardée comme absolument au-dessus des ressources de l'art, et dont le nom seul suffit encore pour jeter l'effroi dans les familles.

Mon intention n'est pas ici de faire une histoire complète de cette maladie ; la matière me paraît trop vaste pour être renfermée dans le cadre de ce petit travail. Je n'entrerai pas dans la discussion des diverses méthodes de cette affection pathologique. Je veux seulement, comme je l'ai dit plus haut, faire connaître quels sont les moyens curatifs reconnus les meilleurs et ceux qui m'ont laissé des succès.

J'offre donc à mes confrères ce résumé avec d'autant plus de sécurité que les principes qu'ils y trouveront sont ceux que l'autorité des plus célèbres chirurgiens ou du plus grand nombre de praticiens a consacrés : ce sont, en un mot, ceux que j'ai puisés principalement dans les écrits des Boyer, Brodie, Delpech, Bonnet (de Lyon),

Vidal (de Cassis), Velpeau, Nélaton, Richet, Gerdy ; ou dans les savantes leçons des Lisfranc, Marjolin, Bérard, Roux, Michon, Jobert de Lamballe, ces hommes à la fois l'honneur et les lumières de la chirurgie moderne.

DES

TUMEURS BLANCHES

ET DE LEUR TRAITEMENT.

DÉFINITION.

La dénomination de *tumeur blanche* a été donnée pour la première fois par Wisemann, qui groupait sous le même nom des maladies bien différentes.

Les tumeurs blanches ont reçu divers noms tirés de quelques uns de leurs symptômes. « La dénomination de *tumeur blanche*, dit Lisfranc, appliquée à certaines maladies des articulations, indique avec une augmentation de volume un état blanc des tissus ; mais, en tenant compte de tous les faits, on reconnaît bientôt que cette dénomination offre peu de justesse. » En effet, on appelle aussi de ce nom des maladies des articulations dans lesquelles les tissus sont enflammés au point d'être fortement colorés en rouge ; et ce fut en présentant des pièces anatomiques de ce genre à l'Académie, en 1823, qu'il proposa d'appeler ces maladies des *tumeurs rouges* (1).

Tumeurs rhumatismales ou scrofuleuses, suivant qu'elles sont produites par le vice scrofuleux ou rhumatismal. (Boyer, *Maladies chirurg.*, t. IV.)

Tumeurs lymphatiques, parce que, suivant quelques auteurs, la lymphe joue un très grand rôle dans leur production ; car on a observé dans cette maladie que la lymphe s'était infiltrée, épaissie dans le tissu cellulaire qui environne les ligaments, et dans les ligaments eux-mêmes. M. Brodie, le premier, les a nommées *tumeurs fongueuses* à cause de leur mollesse et de leur élasticité, en vertu desquelles elles cèdent facilement à la pression et se rétablissent soudain, dès qu'on cesse de les comprimer.

Ankylose fausse, parce que cette maladie apporte une gêne plus ou moins grande dans les mouvements de l'articulation.

Arthrite chronique. (M. Bégin.)

M. Velpeau lui a donné le nom d'*arthropathie,* dénomination qui ne préjuge rien sur la nature de la maladie, désigne seulement une affection

____

(1) *Gazette des hôpitaux,* 20 décembre 1835.

articulaire, sans dire que cette affection porte sur un tissu plutôt que sur un autre, sans rien indiquer, ni de sa cause, ni de ses symptômes, qui peuvent être également variables ; expression scientifique aussi vague que la maladie elle-même, et que nous emploierons quelquefois comme synonyme de tumeur blanche. Nous préférerons cette dernière dénomination, car la peau qui la recouvre conserve sa couleur naturelle, et puis cette dernière qualification est généralement adoptée par les auteurs.

Nous ne discuterons pas la valeur de toutes ces dénominations, et nous dirons qu'on a donné le nom de tumeurs blanches à certaines maladies des articulations accompagnées de gonflement plus ou moins considérable, pouvant exister depuis fort longtemps sans présenter d'altération notable dans la couleur naturelle de la peau ; cette maladie caractérisée encore par un engorgement, dans la plupart des cas lent et dur, des parties molles qui concourent à former ou entourent une articulation, engorgement existant avec ou sans altération des os et des cartilages articulaires. Elle peut commencer sur tous les tissus, et la maladie débute ordinairement par les paquets celluleux ou graisseux, par les ligaments, la synoviale, les cartilages et les os. Elle se propage plus ou moins rapidement du tissu sur lequel elle a commencé à ceux qui l'avoisinent.

CLASSIFICATION.

Plusieurs divisions ont été admises parmi les tumeurs blanches. *Brodie,* en ayant égard à l'origine de la maladie, a décrit des tumeurs blanches des os, des cartilages, des ligaments, et de la synoviale. Les idées de Brodie reposent sur une observation exacte des faits, mais elles n'ont pas une utilité bien évidente en thérapeutique. Une division adoptée plus généralement consiste à distinguer les tumeurs blanches idiopathiques de celles qui sont symptomatiques. Cependant des hommes recommandables ont nié l'existence de la première espèce de ces engorgements ; mais leur opinion ne peut guère être soutenue aujourd'hui, car tout le monde a observé des tumeurs blanches se développer à la suite d'une violence extérieure qui était venue frapper l'articulation d'un individu n'offrant aucun antécédent capable de faire croire à l'action d'un virus ou d'un vice général.

Si ces faits sont incontestables, il faut néanmoins reconnaître que, dans la majorité des cas, le choc venu du dehors n'est qu'une cause déterminante qui fixe sur l'articulation le principe morbifique de l'économie. La tumeur blanche symptomatique dépend tantôt du vice scrofuleux, tantôt du rhumatisme chronique, tantôt de la goutte, tantôt du virus syphilitique, tantôt enfin du scorbut. Il est très important de bien constater, à l'aide des circonstances commémoratives, l'existence ou l'absence de ces virus dont peut être entachée la constitution des malades, car on possède alors pour le traitement une donnée, sans laquelle on serait presque certain d'échouer.

Se fondant aussi sur la différence des causes, M. *Gerdy* a établi quatre espèces de tumeurs blanches : 1° les tumeurs blanches scrofuleuses ; 2° les rhumatismales ; 3° celles qui succèdent aux lésions traumatiques ; 4° celles assez rares qui se développent à la suite des fièvres éruptives (1).

MM. *Brodie* et *Velpeau* ont procédé autrement : ils se sont fondés sur l'anatomie pathologique. Le praticien anglais a étudié les maladies des articulations d'une manière complète, savoir :

L'inflammation de la membrane synoviale, l'ulcération de cette membrane, l'ulcération morbide

____

(1) *Archives génér. de méd.*, septembre 1840 (Gerdy et Beaugrand).

de son tissu, l'ulcération des cartilages ; enfin un
état qu'il désigne sous le nom de maladie scrofuleuse des articulations, ayant son origine dans la
substance celluleuse des os.

Voici maintenant la division de M. Velpeau.
Toute articulation est composée de parties molles
et de parties dures. De là deux grandes classes
d'arthropathies bien distinctes. Dans chacune de ces
classes, on trouve des variétés qu'il est aussi très
important de bien distinguer. Ainsi, d'un côté, il
ne faut point confondre les affections des parties
extra-capsulaires avec celles de la membrane synoviale, les ligaments et les pelotons synoviaux ; de
l'autre, il existe une différence notable entre les
maladies des cartilages d'incrustation, et celles de
la surface libre ou du parenchyme des os.

Nous avons donc, d'après leur point de départ
et leur siége dans les parties molles, trois variétés
principales d'arthropathies : arthropathie extra-
capsulaire, arthropathie de la membrane synoviale, arthropathie intra-capsulaire.

Lisfranc a fait connaître une classification
essentielle sous le rapport pratique : ainsi il a distingué les tumeurs blanches en celles à l'état aigu
et en celles à l'état chronique. En s'exprimant de
la sorte, ce chirurgien ne voulait pas dire que cette

maladie est tantôt une affection aiguë et tantôt un engorgement datant de plus ou moins de temps, mais modifié par la présence ou l'absence de symptômes inflammatoires plus ou moins intenses. A l'état aigu, il y avait pour Lisfranc une inflammation ou seulement une subinflammation; à l'état chronique, il n'y a dans la tumeur rien qui annonce que l'irritation ait quelque part à sa production.

Le premier de ces deux cas est marqué par de la douleur; mais il faut bien se rappeler que s'il est des phlegmasies latentes du poumon et de la plèvre, par exemple, la même chose a lieu pour les articulations. L'autopsie m'a démontré plusieurs fois la vérité de cette assertion, et j'y reviendrai quand je parlerai des caractères anatomiques.

CONSIDÉRATIONS SUR LES TUMEURS BLANCHES.

Pour saisir toutes les nuances de la maladie et des indications qu'elle présente, nous croyons qu'il est nécessaire d'exposer avec quelques détails les lésions pathologiques qu'elle produit, les symptômes extérieurs qui se rapportent à ces lésions, et qui peuvent, jusqu'à un certain point, les faire connaître au chirurgien pendant le cours de l'affection.

Mais avant de passer tous ces désordres en revue, essayons de nous faire une idée des diverses parties qui concourent à former une articulation, des rapports et de la solidarité que ces parties ont entre elles ; nous pourrons après nous rendre bien plus facilement compte des lésions que nous observerons et de la marche qu'a suivie la maladie pour arriver à l'envahissement de tous les tissus, après avoir débuté par l'un d'eux.

ANATOMIE DES ARTICULATIONS.

Les articulations sont destinées à relier entre elles les diverses parties du squelette et à permettre les mouvements de ces parties les unes sur les autres.

Une articulation diarthrodiale se compose : 1° des os qui en forment la charpente, et sur lesquels les autres parties viennent s'attacher ; 2° des cartilages destinés à protéger les os du contact qu'ils ont entre eux, et à éviter leur altération par des frottements réciproques ; 3° d'une membrane appelée synoviale ou séreuse, sécrétant un liquide propre à faciliter le jeu de leurs surfaces ; 4° des ligaments destinés à maintenir ces mêmes surfaces en rapport ; 5° de parties molles, qui sont des tendons, des muscles, du tissu cellulaire ; le tout recouvert par la peau.

1° *Des os*. — Corps solides et durs composés d'une partie organique et d'une autre inorganique, mais arrangées de telle sorte, que la substance organique enchâsse entièrement la substance inorganique qui se trouve combinée au tissu organisé. Les os présentent un corps et deux extrémités. Le canal médullaire fait communiquer aux deux extrémités les liquides qu'elles contiennent, comme on peut s'en convaincre en déchirant une des extrémités. La partie extérieure de l'os est formée par un tissu dense auquel on a donné le nom de *tissu compacte*. Le tissu compacte avait été pendant longtemps regardé comme simplement formé par des fibres parallèles les unes aux autres ; mais en examinant avec attention, soit à l'œil nu, soit à la loupe, on voit des espèces de sillons en relief, et l'on peut même apercevoir les vaisseaux qui parcourent le fond de ces sillons. Ce qui est difficile à voir à l'état physiologique devient évident par le développement qu'acquièrent ces sillons dans l'ostéite.

Au-dessous de la couche compacte, on reconnaît

un tissu celluleux qui porte le nom de *tissu spon-gieux*, et qui fait suite au canal médullaire.

Les os sont recouverts de toutes parts, excepté à l'endroit où s'implantent les cartilages, par un tissu fibreux, dense, appelé *périoste*. Les os renferment aussi de petits filets nerveux que certains anatomistes disent avoir vus, et qui prouvent la sensibilité de la moelle et les douleurs dans les tissus osseux.

2° *Des cartilages.* — Ce sont des corps destinés à matelasser les surfaces articulaires des os pour empêcher leur altération par le frottement. Les cartilages à l'état sain présentent l'aspect de cordons d'un blanc nacré, ayant un joli brillant. On les divise en cartilages vrais et en fibro-cartilages ou faux cartilages.

Les cartilages diarthrodiaux (et ce sont ceux qui nous occupent) se rencontrent dans les articulations diarthrodiales et sur certaines parties osseuses sur lesquelles doivent glisser des tendons; ils ont des rapports intimes avec le tissu osseux; leur adhérence est tellement grande, qu'ils paraissent faire corps avec lui.

3° *De la synoviale.* — C'est une membrane destinée à recouvrir l'articulation, qui sécrète un liquide propre à faciliter les mouvements. Cette membrane, décrite par Bichat, était regardée comme se repliant sur elle-même et tapissant toutes les surfaces articulaires qui se trouvent en rapport complet avec la surface externe, sans être nullement contenue dans sa cavité. Cette opinion de Bichat a trouvé de nos jours de nombreux adversaires à la tête desquels il faut placer M. Velpeau, et après lui M. Richet, qui, par ses recherches, est venu fournir un nouvel appui aux opinions de son maître : ainsi il a mis à nu sur des animaux vivants des portions de cartilage sans voir se développer à leur surface l'inflammation qui envahissait le reste de l'articulation.

M. Gerdy admet entre l'os et le cartilage un tissu cellulaire très délié et à peu près insensible à l'état sain, mais qui prend un volume très grand par l'effet de l'inflammation. Henle (*Trad. de Jourdan*, t. II, p. 392) ne paraît pas admettre les opinions de MM. Velpeau et Richet, puisqu'il dit : « Pour admettre l'existence d'une capsule synoviale close et sa prolongation sur le cartilage, il suffisait que des vaisseaux sanguins passassent à la surface des cartilages, ce qu'il est souvent très facile d'apercevoir chez les jeunes animaux ou les fœtus. » M. Richet a examiné avec soin plusieurs fœtus, mais n'a jamais pu voir de vaisseaux passer complétement sur la surface articulaire des cartilages. Le liquide que cette membrane sécrète est de nature visqueuse, filant, un peu plus dense que l'eau et contenant plusieurs substances organiques, plus du phosphate de chaux, du chlorure de sodium et de l'eau en grande proportion. On lui a donné le nom de *synovie*.

4° *Des ligaments et capsules fibreuses*. — Ce sont des cordons ou membranes destinées à maintenir en rapport les diverses parties des articulations. Ils se présentent sous la forme de filaments d'un blanc plus ou moins nacré, tantôt parallèles, tantôt entrecroisés; ils sont mous, flexibles, en même temps peu élastiques. Ils se présentent sous plusieurs formes : tantôt ce sont des bandelettes courtes, épaisses, résistantes, placées au pourtour des articulations, *ligaments périphériques;* tantôt ce sont des membranes très larges qui enveloppent complétement l'articulation, *capsules fibreuses;* tantôt, enfin, ce sont des membranes minces, tendues, formées de fibres entrecroisées, *ligaments intra-osseux.* Ces espèces de ligaments présentent une face périphérique en rapport avec les muscles, le tissu cellulaire, les tendons; ils adhèrent d'une manière très intime avec ces derniers organes qui, dans certains cas, s'étendent sur le ligament lui-même pour en augmenter la solidité. La face interne est lisse, en rapport avec la cavité articulaire, et tapissée par la membrane synoviale. Les extrémités sont extrêmement adhérentes au tissu osseux, ou plutôt au périoste avec lequel elles font, pour ainsi dire, corps commun.

5° Les *parties molles* extérieures, à la synoviale et au tissu fibreux articulaire, sont des tendons qui présentent une structure analogue à celle des ligaments, et les remplacent même dans certaines articulations, des muscles, du tissu cellulaire sous-cutané ou intermusculaire, enfin la peau. Nous ne faisons que nommer ces parties, dont les caractères sont suffisamment connus de tout le monde, ayant hâte d'arriver à la description des lésions des premiers tissus que nous avons décrits.

ANATOMIE PATHOLOGIQUE.

Nous avons cru ne devoir pas nous engager plus loin dans l'étude de cette maladie sans avoir préalablement étudié les caractères anatomiques que présentent les différents tissus qui composent une articulation, afin d'arriver à l'état de lésion organique (*tumeur blanche*). Pour obtenir des connaissances exactes des désordres produits par une tumeur blanche, il faut pouvoir faire l'examen de cette affection dès son début, les sujets ayant succombé à toute autre affection, et après l'amputation d'un membre.

En procédant de l'extérieur à l'intérieur, nous trouvons la peau saine et sans inflammation ; le tissu cellulaire sous-cutané est presque à l'état normal, si ce n'est qu'il est un peu hypertrophié, plus blanc qu'à l'état ordinaire et infiltré d'un peu de sérosité, qu'il présente un peu d'*empâtement*. En avançant davantage, ce même tissu présente plus de consistance, paraît augmenté de volume, d'une couleur safranée ; des vaisseaux en assez grand nombre rampent dans ce tissu ; on aperçoit aussi des petites granulations qu'on pourrait prendre au premier abord pour des tubercules ; on voit aussi des paquets du tissu cellulaire entourés par une membrane épaissie, rouge, friable, injectée ; enfin, plus profondément à mesure qu'on arrive dans l'articulation, ce même tissu est plus induré, lardacé, criant sous le scalpel, et, en continuant les recherches plus loin, on rencontre dans l'articulation un épanchement de couleur rosée, une certaine quantité de synovie, cette membrane elle-même d'une couleur d'un rouge tirant sur le brun. Lorsque la tumeur siége à l'articulation tibio-fémorale, par exemple, les ligaments croisés sont tuméfiés et infiltrés, il est difficile même de limiter l'espace poplité, qui se trouve en quelque sorte effacé. En plusieurs cas nous avons trouvé les extrémités articulaires des os malades ; elles étaient augmentées de volume, ramollies ; leur tissu plus jaune et les cartilages participaient de cet état.

Pour étudier la succession des lésions anatomiques dans chacun des tissus qui entrent dans la composition d'une articulation, nous aurons souvent occasion de citer des passages du travail que M. Richet a entrepris dans ces derniers temps.

1° *Des altérations qui surviennent dans la synoviale et les tissus fibreux.* — Comme le dit M. Nélaton, il est rare d'avoir à examiner sur l'homme les lésions qui caractérisent les tumeurs blanches à leur premier degré ; aussi fallait-il faire des expériences sur des animaux en cherchant à provoquer sur eux des arthropathies traumatiques. Voici en résumé les résultats auxquels M. Richet est arrivé (1). Si sur

(1) Richet, *Annales de la chirurgie*, mai-juin 1844.

un chien on ouvre une articulation, au bout de
deux heures le tissu sous-séreux commence à
s'injecter, la membrane elle-même rougit, mais
sans qu'on y puisse distinguer d'abord de la
vascularisation ; le feuillet épithélial se détruit,
et dès lors la membrane se dépolit, devient comme
grenue, puis granuleuse, puis fongueuse. Elle
sécrète un liquide séro-rougeâtre, puis plus foncé,
plus épais, un peu filant, qui vers la fin du troisième jour devient du pus véritable ; quelquefois
il se forme comme une pseudo-membrane qui
paraît contracter des adhérences avec la séreuse.
Enfin à une époque plus avancée, on voit les fongosités synoviales tendre à recouvrir les cartilages ; elles commencent à les déborder de toutes
parts. Le tissu cellulaire environnant l'articulation est vivement injecté, tandis que les cartilages et les tissus fibreux conservent tous leurs
caractères physiques normaux.

Puis les granulations, augmentant de volume,
deviennent au bout d'un temps plus ou moins long,
de véritables plaies saignantes, rougeâtres et mol-
lasses, qui s'étalent sur les cartilages et tendent
peu à peu à les envahir. Les granulations et les
fongosités sont souvent recouvertes par de fausses
membranes qui se forment au-dessus d'elles et y

adhèrent. Le cartilage peut être encore sain, mais souvent il a perdu son brillant, son poli et commence à s'amincir, dans les cas où l'os, n'étant pas malade, ne lui a pas déjà fait subir des altérations plus graves, telles que les pertes de substance dont nous parlions il y a quelques instants. Les fausses membranes ont une grande tendance à s'avancer de tous côtés sur lui, et ne tardent pas à le recouvrir complétement. Si les perforations existent, les fongosités, s'inclinant au travers, vont s'attacher à l'os, et le cartilage se résorbe lentement.

M. Bonnet (de Lyon) regarde ces fongosités comme un produit nouveau. Selon lui, ces fongosités sont un arrêt de développement dans l'organisation de la lymphe plastique, qui ne dépasse pas cette période où elle est encore molle et très vasculaire.

A cette époque, l'articulation présente l'aspect d'une cavité recouverte en tous sens par des fongosités rouges et douloureuses; la synoviale a augmenté de volume. Elle est enfermée dans une double enveloppe, l'une interne, formée par les fongosités, et l'autre externe, due à l'épaississement œdémateux du tissu cellulaire sous-synovial, qui s'est hypertrophié sous l'influence de l'inflammation, a acquis une grande vascularité, ne tardera pas à s'indurer, à se changer en un tissu couenneux, connu sous le nom de *tissu lardacé,* dans lequel on ne pourra plus distinguer le tissu propre de la synoviale des tissus environnants. Cet épaississement peut aller au delà d'un centimètre. L'articulation peut ne pas renfermer de liquides ; mais le plus souvent on y rencontre un pus lactescent ou séreux, trouble, d'une couleur rougeâtre et contenant des flocons albumineux.

La maladie peut, à cette époque, cesser sa marche envahissante et borner ses progrès ; les fongosités prennent alors de la dureté, font corps avec le tissu sous-synovial, et la guérison survient avec une fausse ankylose. Mais cet état d'induration des tissus peut produire une autre maladie : les parties adhérentes entre elles et déjà passées à l'état cartilagineux peuvent se charger de phosphate calcaire, s'ossifier, puis une portion se détacher, tomber dans l'articulation, et produire des corps étrangers dont le pronostic sera peutêtre encore plus fâcheux pour le malade que ne l'était celui de la tumeur blanche.

Quelles sont donc ces lésions du tissu fibreux proprement dit?

M. Bouillaud (1) s'exprime ainsi : « Les capsules fibreuses et les ligaments, dans le rhumatisme aigu, sont notés intacts dans quelques observations; les autres nous apprennent bien peu de chose : c'est là une lacune qu'il est nécessaire de remplir. » Puis, plus tard, il dit, page 225, qu'à l'état chronique on les trouve épaissis, hypertrophiés, indurés, etc.; mais nulle part il ne parle d'inflammation, de vascularisation. Si l'on recherche dans les observations publiées par cet auteur, on voit (observ. xviiie, page 88) que, « chez un individu qui succomba à la suite d'un rhumatisme aigu, on trouva la synoviale presque détruite et les ligaments articulaires intacts. »

2° *Altérations du tissu osseux.* — De toutes les maladies qui peuvent naître dans le tissu osseux, l'inflammation est, sans contredit, la plus fréquente; elle se présente aux extrémités articulaires, comme partout ailleurs, sous des formes diverses. Tantôt elle agit sur le tissu osseux en dilatant les cellules spongieuses, de sorte que l'os paraît dans certains cas comme soufflé; il est plus léger, moins dense, etc. : c'est la variété décrite sous le nom de scrofuleuse par beau-

______

(1) *Traité clinique du rhumatisme articulaire.* Paris, 1840, in-8, p. 219.

coup d'auteurs, Boyer entre autres ; c'est l'ostéite raréfiante de M. Gerdy.

D'autres fois, tout en augmentant de volume, l'os est plus lourd, plus dense ; il est creusé de nombreux sillons ou canalicules, la coupe en est comme pierreuse : c'est l'ostéite condensante.

Enfin l'ostéite, soit raréfiante, soit condensante, peut se terminer par la carie (ostéite ulcérante), ou bien par la gangrène : c'est la nécrose.

Dans l'ostéite raréfiante, les traces du tissu compacte que parcourent des vaisseaux sanguins acquièrent un diamètre considérable : si l'on arrache le périoste, on voit apparaître sur la surface osseuse des gouttelettes de sang. La coupe de l'os montre que la dilatation observée à la surface a porté sur toute l'épaisseur du tissu compacte et a distendu les aréoles du tissu spongieux. Aussi l'os est-il devenu plus léger par la résorption d'une partie de sa substance.

Dans l'ostéite condensante, le tissu compacte s'épaissit, a une grande tendance à envahir le canal médullaire et à y former des concrétions ; le tissu réticulaire s'hypertrophie et acquiert de la densité.

Dans la carie ou ostéite ulcérante, le travail phlegmasique est toujours accompagné d'une sé-

crétion purulente qui s'étend plus ou moins profondément et laisse à nu la substance de l'os en
partie résorbée.

Lorsque ce travail inflammatoire dure depuis
quelque temps, les parties molles circonvoisines,
le périoste, le tissu cellulaire profond, la membrane synoviale, participent à la phlegmasie ; une
arthrite plus ou moins intense se développe et suit
la marche que nous venons d'exposer à l'occasion
des altérations de la synoviale.

La carie se comporte ici à peu près comme l'ostéite ; la nécrose s'en rapproche aussi singulière-
ment (1) ; un séquestre et le liquide qui l'entoure
peuvent tomber dans l'articulation. On voit dans
le musée de Hunter un séquestre du fémur ainsi
tombé dans le genou.

3° *Altérations des cartilages.* — Les cartilages,
nous l'avons dit, peuvent être considérés comme
un tissu cellulaire complétement dépourvu de vaisseaux et de nerfs, pouvant se former dans les
fausses articulations, et ne pouvant pas se réunir
après qu'ils ont été fracturés. Jamais l'observation
n'a prouvé dans leur substance la dégénérescence
ou productions nouvelles, telles que tubercule ou

___

(1) Vidal, *Traité de pathologie externe*, t. II, p. 646.

cancer, qui attaquent indistinctement tous les autres tissus.

Une des plus graves altérations des cartilages
est leur ramollissement, qui peut être porté à un
degré variable. Ainsi, quelquefois ils sont presque
complétement changés en une sorte de gelée
épaisse ; au milieu de ce liquide visqueux on voit
encore quelques parties en forme de monticules
formés en apparence par des fibres parallèles ou
verticales qui s'affaissent sous la pression des
doigts ; d'autres fois, toutes les traces de cartilages
ont complétement disparu.

Une des altérations les plus remarquables des
cartilages est leur érosion, nommée ulcération par
Brodie. Dans ce cas ils présentent des ouvertures
irrégulières, à bords taillés à pic et comme faits
avec l'emporte-pièce ; autour de cette perte de
substance le reste des cartilages est parfaitement
sain ; ils n'ont pas même perdu leur brillant, s'il
n'existe pas de pus dans l'articulation.

4° *Altérations des parties périphériques.* — La
peau et le tissu cellulaire sous-cutané sont souvent le siége d'abcès, d'ulcères et de fistules qui,
rarement primitifs lorsque la cause de la maladie
est rhumatismale, peuvent cependant se montrer
comme lésions essentielles chez les scrofuleux.

Les fistules indiquent souvent que la maladie a pour siége le tissu osseux. Les ulcères se présentent sous deux formes principales : 1º La forme pyogénique et ulcéreuse ; 2º la forme fibro-plastique. Ces ulcères et ces abcès sont souvent superficiels ; leurs bords, chez les scrofuleux, sont violacés et décollés dans une certaine étendue, moins considérablement cependant qu'à la région du cou, ce qui tient à ce qu'autour des articulations, la peau est moins mobile et moins lâche. Ces foyers purulents, dont le nombre est essentiellement variable, constituent ce que M. Gerdy appelle des abcès circonvoisins. La forme fibro-plastique se manifeste par ces énormes fongosités qui le plus souvent ont pris leur origine dans le tissu cellulaire sous-synovial, et de là envahissent le tissu cellulaire périphérique et sous-cutané. La transformation fongueuse ou lardacée n'est donc qu'une simple hypertrophie fibreuse et fibro-plastique ; elle est très souvent la conséquence de l'inflammation chronique. L'aspect le plus habituel de ce nouveau tissu développé autour des articulations malades est d'un jaune pâle ; il offre une consistance élastique ; en le comprimant, on en fait sortir un suc jaunâtre transparent. On y trouve un tissu composé de corps fusiformes, avec un tissu plus franchement fibreux. Le suc nous montre les éléments fibro-plastiques mêlés de graisse sous la forme liquide ou vésiculeuse. Le tissu fibro-plastique peut devenir plus blanc, grâce à une transformation plus franchement fibreuse ; il peut, d'un autre côté, prendre un aspect d'un jaune rosé ou même d'un rouge couleur de chair musculaire. Ces divers aspects tiennent essentiellement au développement plus ou moins considérable des vaisseaux sanguins, et ne correspondent nullement à des phases diverses d'évolution des éléments fibro-plastiques eux-mêmes.

Les parties graisseuses qui entourent l'articulation et qui se trouvent quelquefois en quantité assez notable, même sur la surface interne de la membrane synoviale, deviennent aussi parfois le siége d'une infiltration fibro plastique ; elles offrent alors quelque ressemblance avec la matière tuberculeuse, et pourraient devenir la cause d'erreur, si l'on n'avait pas présent à l'esprit que la couleur des véritables masses fibro-plastiques est d'un jaune plus foncé et d'un aspect plus luisant ; de plus, que cette substance molle et élastique graisse le scalpel, et que le microscope y montre des éléments adipeux et fibro-plastiques non douteux , au lieu de globules tuberculeux.

M. Bonnet, de Lyon, dans son *Traité des maladies des articulations,* rapporte, sur la nature des tissus fongueux , quelques expériences par lesquelles il tend à prouver que les fongosités sont formées par la fibrine et la sérosité pénétrées de vaisseaux capillaires. Cette opinion est contestée par M. Lebert, qui pense que toutes les expériences de M. Bonnet ne prouvent qu'une chose, à savoir la richesse en fibrine de ce tissu fongueux. Mais il y a assurément, ajoute M. Lebert, une grande différence entre ce tissu et de la fibrine pure ; celle-ci n'a pas de structure cellulaire et n'est guère capable d'arriver à une si complète organisation que celle des tissus fongueux. Il faut admettre, selon cet auteur, que c'est de la fibrine fortement modifiée ; et cela est très important, car une modification de texture apporte toujours une modification dans les propriétés. La physiologie et la pathologie nous apprennent, en effet, combien des modifications même chimiques de la fibrine, et très faibles en apparence, entraînent des différences tranchées de structure, et, comme nous venons de le dire, de propriétés physiologiques. Ainsi, par exemple, la fibrine musculaire dans laquelle l'élément fibrineux domine est pourtant bien différente dans sa structure et les fonctions de la fibrine du sang. Ainsi le cancer et le tubercule montrent à l'analyse chimique une assez forte proportion de fibrine et d'albumine, et pourtant tout le monde connaît la tendance destructive de ces maladies ; la fibrine et l'albumine du sang sont, au contraire, les éléments les plus nécessaires de sa vie.

Quant aux tendons, aux nerfs et aux vaisseaux qui passent près de la jointure malade, on comprend que, comme le tissu cellulaire péri-articulaire, ils participent plus ou moins, selon l'intensité du mal, à ces phénomènes morbides. Les muscles qui entourent l'articulation malade subissent quelquefois des altérations, soit par leurs tendons qui se racornissent et contractent des adhérences anormales, soit par leur substance propre qui subit la transformation graisseuse.

Pour nous résumer sur les lésions anatomiques de cette maladie, nous dirons, contrairement à l'opinion généralement reçue, que les maladies désignées sous le nom de *tumeurs blanches* ne sont pas aussi variées dans leur siége et dans leur nature que le prétendent les auteurs (1).

______

(1) Richet (*loc. cit.*).

1° Quant à leur siége : Ni les cartilages, ni les tissus fibreux intra ou extra-articulaires ne sont susceptibles de s'altérer primitivement; il n'y a donc plus, comme point de départ possible de ces arthropathies, que les synoviales ou les os (il est entendu que nous n'excluons pas les cas dans lesquels la maladie débute par les parties molles qui entourent l'articulation);

2° Quant à leur nature : Jusqu'à présent on a considéré ces affections comme des maladies ayant un cachet particulier, une physionomie distincte ; évidemment la diversité des causes qui les produisent, la lenteur qu'elles mettent ordinairement à parcourir leurs périodes, l'obscurité de leur séméiologie, la variété des formes sous lesquelles elles se présentent, leur terminaison si souvent malheureuse, sembleraient justifier cette manière de voir.

Mais si l'on remarque, d'une part, que les maladies de la synoviale, qui figurent pour une bonne partie dans le cadre des arthropathies, ne sont le résultat d'aucune cause spéciale ; qu'elles sont, au contraire, toujours dues, comme les affections des autres séreuses d'ailleurs, à des inflammations, soit aiguës, soit chroniques ; que, d'autre part, les tumeurs blanches, ayant leur point de départ dans

les os, sont, pour la plupart, causées par des os-
téites, rarement par les tubercules, le cancer ou
autres dégénérescences, on sera naturellement
porté à penser que l'immense majorité des maladies dont nous nous occupons sont essentiellement
de nature inflammatoire à leur origine.

Dès lors, le nom d'*arthrite*, pris d'une manière
générale, leur est applicable, puisque, en dernière
analyse, la maladie première a presque toujours
été ou une synovite ou une ostéite.

Qui ne voit tout de suite de quelle importance
peuvent être pour le diagnostic, le pronostic et le
traitement, les conséquences qui découlent tout
naturellement de ces données sur la nature et
le siége de toute cette classe d'affections, désignées collectivement sous le nom de *tumeurs
blanches*.

ÉTIOLOGIE.

On a disserté longuement sur l'étiologie de l'affection qui nous occupe, sans obtenir de résultats
avantageux, car on n'est pas encore parvenu à
soulever le voile qui dérobe à nos regards la
cause première, la cause inhérente à l'économie,
et qui, dans la plupart des cas doit être consi-

dérée comme produisant des tumeurs blanches.

En général, toutes les articulations sont sujettes aux tumeurs blanches, mais les articulations ginglymoïdales en offrent le plus d'exemples; parmi les orbiculaires, c'est l'articulation coxo-fémorale qui est le plus souvent affectée. Ainsi, on remarque que celles des membres inférieurs, qui sont plus exposées à la fatigue et au frottement, sont plus souvent le siége de cette maladie que celle des membres supérieurs qui ne servent ni à la marche ni à la station. Les articulations à grandes surfaces synoviales, à extrémités articulaires volumineuses, sont autant de circonstances anatomiques prédisposantes. Exemple, l'articulation tibio-fémorale.

Cette maladie peut se développer à toutes les époques de la vie; il est vrai de dire, cependant, qu'il est plus fréquent de la voir se manifester chez les enfants que chez les adultes et surtout chez les vieillards.

C'est principalement sur les individus d'un tempérament lymphatique qu'on voit la maladie sévir. Toutes les circonstances, soit atmosphériques, soit d'habitation, de profession, d'âge, etc.; en un mot, tout ce qui tend à augmenter la prédominance du système lymphatique doit être regardé comme cause prédisposante et souvent efficiente des tumeurs blanches.

Nous diviserons les causes des tumeurs blanches en deux classes, les constitutionnelles ou *générales* et les *locales*. Cette méthode nous paraît avantageuse en ce qu'elle embrasse toutes les espèces du genre, avantage que n'offre pas celle de Bell ; de plus, elle ne présente pas ces distinctions si nombreuses admises par Brodie, distinctions qui nous semblent nuisibles, par cela seul qu'elles ne sont d'aucune utilité en pratique. Brambilla avait proposé cette classification dans le premier volume des *Mémoires de l'Académie médico-chirurgicale de Vienne*.

Causes locales. — Nous donnerons ce nom à celles qui surviennent à la suite d'une violence extérieure, chez un individu d'ailleurs sain et bien portant ; telles que les chutes, l'entorse, les tiraillements des ligaments qui assujettissent les surfaces articulaires, etc. ; enfin, toute violence extérieure capable de produire une inflammation prolongée des tissus de l'articulation. L'arthrite aiguë traumatique occasionnée par une plaie de l'articulation peut, de même que l'arthrite spontanée, être suivie d'altérations qui finiront par déterminer une tumeur blanche.

Dans quelques cas la maladie s'est développée après une marche forcée ou de grandes fatigues.

Enfin, il est des circonstances, il faut l'avouer, où l'affection de la jointure s'est déclarée d'emblée pendant la nuit, et sans qu'on puisse attribuer son apparition et son développement à aucune cause, soit générale soit locale.

Causes générales. — Parmi celle-ci on doit principalement mentionner :

1° Une exagération du système lymphatique que quelques auteurs désignent sous le nom de constitution scrofuleuse, qui domine plus particulièrement chez les enfants des deux sexes placés dans de mauvaises conditions hygiéniques et qui souvent fait sentir son action toute la vie. Cette exagération du système lymphatique semble prédisposer les sujets qui en sont atteints à contracter des tumeurs blanches à un tel point que les moindres causes occasionnelles déterminent chez eux cette terrible maladie. C'est à cette variété de tumeurs blanches que les auteurs ont donné le nom de scrofuleuse.

2° Le rhumatisme, qui, on le sait, porte plus spécialement son action sur le système séreux articulaire. Aussi n'est-il point rare de voir une affection rhumatismale aiguë d'une jointure se terminer par un engorgement chronique, qui caractérise une tumeur blanche rhumatismale.

3° On admet, généralement, que toutes les maladies qui portent spécialement leur action sur les os peuvent aussi donner naissance à l'affection qui nous occupe. Lloyd, Brodie, Crowther, ont donc pensé que la syphilis, le scorbut, pouvaient porter leur influence sur l'extrémité articulaire des os.

On a encore rangé parmi les causes générales la répercussion des exanthèmes, de la variole, de la rougeole, etc., la suppression du flux menstruel, des hémorrhoïdes, etc.

SYMPTÔMES.

Nous envisagerons ces symptômes sous deux points de vue principaux : 1° Suivant que la maladie commence sur les parties molles ; 2° suivant qu'elle débute par les parties dures. Ces signes varieront un peu en tant que ces deux espèces de tumeurs blanches seront à l'état aigu ou à l'état chronique.

Symptômes des tumeurs blanches sur les parties molles et à l'état aigu. — La tumeur blanche

commençant sur les parties molles, à l'état aigu,
se rencontre surtout chez les sujets forts, plétho-
riques ; elle s'y annonce par une douleur vive,
continue, qui gêne ou empêche complétement les
mouvements, par une tuméfaction plus ou moins
considérable occupant toute la circonférence de
l'articulation. Au genou, on la remarque surtout
au-dessus de la rotule, et au-dessous de cet os sur
les parties latérales du ligament qui l'attache au
tibia ; au coude, c'est sur les parties latérales
qu'elle apparaît et principalement vers la tubéro-
sité interne de l'humérus. Au pied, elle se montre
au-dessous et derrière les malléoles. Enfin, au
poignet et aux doigts, elle peut occuper toute la
circonférence du membre ; la partie tuméfiée est
dure, élastique, sans mobilité ; la chaleur est fort
augmentée, la peau est rarement rouge ; souvent,
au contraire, elle est blanche, luisante, comme
vernissée. La pression la plus légère est insup-
portable ; les douleurs s'étendent le long des apo-
névroses et des tendons voisins ; la position demi-
fléchie, en mettant les tissus dans un état de
relâchement, est celle que le malade conserve de
préférence. Cette flexion constante du membre
produit dans les muscles fléchisseurs une rétrac-
tion par suite de laquelle leurs tendons devien-

nent tellement roides, qu'ils forment des espèces
de cordes faisant une saillie considérable sous la
peau. En assez peu de temps, l'ankylose vraie,
amenée par le défaut de mouvements ou l'état
inflammatoire, peut survenir; les veines sous-cu-
tanées deviennent variqueuses; les muscles situés
au-dessus de l'articulation maigrissent, d'autres
fois le volume de cette portion du membre est
augmenté par l'inflammation, les glandes lymphatiques de l'aine s'engorgent, les douleurs deviennent plus intolérables encore; elles sont accompagnées d'une fièvre plus ou moins forte. Il peut se
former des abcès dans différents points de la tumeur; leur direction et leur profondeur varient
si l'art ne prévient les efforts de la nature. Le pus
s'ouvre une voie à l'extérieur; on voit alors sortir
une plus ou moins grande quantité d'une matière
puriforme, séreuse, roussâtre, floconneuse, souvent fétide. La suppuration, quoique ordinairement très abondante, diminue le volume de la
tumeur; les ouvertures qui lui donnent issue peuvent se cicatriser, et consécutivement de nouvelles
se former. Il est bien des circonstances où cela n'a
pas lieu : on voit alors le pourtour des orifices
se renverser, devenir calleux; à cette époque, très
souvent même avant la formation des abcès, la

maladie envahit les os, et à l'ouverture du cada-
vre, on a reconnu sur ces parties les mêmes altérations que peut présenter la tumeur blanche qui
commence sur elles. La violence de la douleur et
la résorption purulente produisent la fièvre hectique; bientôt le malade est plongé dans le dernier
degré du marasme, et la mort vient mettre un
terme à cette scène désolante, si avant cette époque une phlegmasie viscérale ou une opération ne
l'ont pas enlevé.

La marche des tumeurs blanches est rarement aussi rapide que nous venons de le dire;
il n'y a guère que la tumeur blanche rhumatismale qui ait entraîné aussi vite le malade au tombeau.

L'espèce de tumeur blanche dont nous venons
de décrire une variété, revêt souvent la forme
chronique, soit consécutivement, soit d'emblée, et,
dans ce dernier cas, parce que le sujet sera moins
irritable, ou peu intense; le plus souvent elle
n'existe que dans le mouvement ou sous la pression. Dans le principe, les symptômes fébriles sont
nuls. La tuméfaction se remarque comme dans
l'état aigu; la dureté est encore plus considérable,
la chaleur est peu ou point augmentée, la peau est
pâle, luisante; les autres signes sont les mêmes, si

ce n'est qu'ils sont moins marqués; la marche de
la maladie est beaucoup plus lente. La santé générale s'affaiblit bien moins promptement. Dans
quelques cas rares, l'état est tellement chronique que le malade n'éprouve aucune douleur,
même pendant les mouvements de l'articulation;
l'affection n'est alors caractérisée que par une
tuméfaction plus ou moins grande, et qui gêne
également plus ou moins les fonctions de l'articulation.

L'exposé seul de cette symptomatologie, la con-
naissance de la structure de l'articulation prouvent, même avant ce que nous avons à faire connaître sur l'anatomie pathologique, de combien de
lésions se compose la tumeur blanche et combien
de variétés on pourrait établir; mais elles seraient,
dans l'état de la science, difficiles à justifier, et
peu profitables pour la pratique. On s'est borné,
dans ces derniers temps, à chercher une distinction entre les tumeurs blanches qui débutaient
par une altération des parties molles, et celles qui
avaient pour point de départ une lésion osseuse.
Eh bien, les symptômes que nous venons d'exposer accusent la souffrance de tous les éléments
de l'articulation, mais ils se rapporteraient plus
spécialement à la première catégorie, à la tumeur

blanche qui a débuté par les parties molles (1).

Symptômes des tumeurs blanches qui commencent sur les os. — La tumeur blanche qui commence sur les os est beaucoup plus rare que celle qui attaque d'abord les parties molles. Elle est presque exclusivement produite par les scrofules, et survient très souvent avant l'âge de puberté. Il est très difficile, quand elle existe déjà depuis quelque temps, de la distinguer de celle qui sévit d'abord sur les parties molles. Ce n'est peut-être que par l'état général de l'individu qu'il est permis de présumer que telle est sa nature. Les auteurs prétendent que cette distinction est facile; ils pensent que toutes les fois qu'une tumeur blanche d'un volume ordinaire présente une très grande consistance, une dureté presque égale à celle du silex, elle a son siége spécial sur les os. Il est un moyen cependant de résoudre souvent la difficulté, c'est d'observer les effets du traitement qu'on emploie pendant quelque temps; alors on peut voir la tumeur blanche devenir mobile sur les os sains ou presque à l'état normal. Ce changement s'explique en réfléchissant que, dans beaucoup d'engorgements blancs, la maladie marche de

---

(1) Vidal (de Cassis), *Traité de pathologie externe*, t. II, p. 643.

dehors en dedans, envahit les premières parties
molles superficielles avant d'atteindre les tissus
mous profonds, et que, pendant longtemps, ceux-
ci sont bien moins altérés dans leur structure; il
en résulte que si un traitement convenable vient à
être employé avec succès, ce sont les parties profon-
des qui, moins malades, reviennent les premières à
leur état normal. Ainsi la tumeur blanche n'existant plus alors que dans les tissus sous-jacents,
jouit d'une mobilité évidente sur les os. Si, au
contraire, l'engorgement blanc affecte les os, et si
les parties molles ne se sont prises que secondai-
rement, le traitement n'aura pas le même effet.
Du reste, cette distinction entre la tumeur blanche qui commence sur les parties molles et celle
qui attaque d'abord les os est d'une importance
très minime en thérapeutique.

État aigu. — La tumeur blanche, dans ce cas,
s'annonce par une douleur sourde, profonde, très
vive, que le malade rapporte ordinairement au
centre de l'articulation. Les douleurs sont le plus
souvent intermittentes; le plus léger mouvement
les réveille ou les exaspère. La pression, pour être
douloureuse, doit être portée assez loin. Dans le
plus grand nombre des cas, la tuméfaction est d'a-
bord très légère, et ce n'est qu'au bout d'un assez

long temps qu'elle devient plus considérable. Elle
est produite par le gonflement des extrémités articulaires des os. Les parties molles semblent, dans
le début, n'y participer en rien. Quelquefois les os
se tuméfient irrégulièrement ; il survient un commencement de luxation qui peut devenir complète.
La chaleur des téguments est peu augmentée, le
membre est encore tenu demi-fléchi. Cette variété
de tumeurs blanches marche avec plus de lenteur
que son analogue commençant sur les parties
molles. Arrivés à une époque avancée, les tissus environnant les os s'affectent et présentent les signes
que nous avons énumérés ; les os se carient, les cartilages se tuméfient et s'altèrent, le pus s'épanche
dans la capsule articulaire et la distend : de là sans
doute les douleurs atroces que le malade éprouve
à cette période. La peau rougit et s'abcède par
l'ouverture qui donne issue à la matière purulente ;
un stylet peut pénétrer jusqu'au tissu osseux : il
fournit la sensation particulière de la carie. A cette
époque, et même avant, les téguments qui assujettissent les surfaces articulaires sont tellement
relâchés, qu'ils permettent des mouvements laté-
raux fort étendus : on pourrait croire qu'ils sont
complétement détruits. Les surfaces qui composent l'articulation, en frottant l'une sur l'autre,

font entendre un craquement particulier qui dépend, en général, de l'érosion des cartilages. Cependant, nous ne pouvons croire, comme l'affirme
Brodie, que ce signe indique toujours cette altération; car on cite des individus qui ont guéri parfaitement d'une tumeur blanche des parties molles,
et qui présentaient cette particularité, à moins
toutefois qu'on ne veuille admettre qu'après cette
érosion, la cure soit possible sans ankylose. La
terminaison de la maladie est la même que dans
les cas précédents.

État chronique. — La tumeur blanche, commençant sur les os à l'état chronique, reconnaît
les mêmes causes que celles dont nous venons de
parler; la seule différence qu'on observe entre elles
est que la douleur est bien moins vive, que même
le sujet n'éprouve qu'une espèce de torpeur dans
le membre; le toucher, les mouvements sont presque indolents, la chaleur est naturelle, et la tumeur blanche marche avec bien moins de rapidité
encore que la chronique débutant par les parties
molles. La tumeur blanche osseuse peut, comme
l'autre, être traversée par des fistules intarissables;
elle altère, abolit les mouvements des articulations,
produit des luxations, peut amener l'ankylose,
c'est-à-dire un mode de guérison avec plus ou

moins de difformité, avec cicatrices très enfoncées et adhérentes aux os. La mort, après la fièvre hectique, peut très souvent être la suite de la tumeur blanche osseuse (1). C'est plutôt le vice scrofuleux qui débute par les os, tandis que le rhumatisme atteint d'abord les parties molles.

Avant de terminer ce qui a rapport à l'histoire des tumeurs blanches et de leurs symptômes, nous croyons devoir dire que quand la guérison doit survenir dans des cas à peu près désespérés où la tumeur est le siége de douleurs aiguës, qui empêchent le sommeil, que les os sont profondément altérés, que les fistules laissent écouler un pus fétide, que le membre est luxé sur les parties voisines, on voit la suppuration diminuer en même temps que les douleurs, puis la tuméfaction ; là santé générale reprend peu à peu, les accidents se calment de jour en jour, et finissent par disparaître, mais toujours après un temps fort long et des soins continus. Dans les cas de désordres aussi graves, l'ankylose est produite ordinairement par des prolongements osseux qui se portent d'une surface à l'autre, ou bien des brides fibreuses s'établissent et font adhérer les parties entre elles.

(1) Vidal (de Cassis), *Traité de pathologie externe*, t. II, p. 643.

On conçoit combien il serait dangereux d'aller faire la moindre tentative contre une pareille anky-lose. Les malades qui ont le bonheur d'arriver à une des terminaisons que nous venons de signaler, ne sont point exempts de récidive. Si, en effet, ils fatiguent leurs articulations par des mouvements intempestifs, si le malheur veut qu'ils tombent et froissent le membre malade, la douleur et le gon-flement ne tardent pas à reparaître.

Enfin, pour compléter ce qui a rapport aux ter-minaisons, nous dirons que la guérison peut avoir lieu alors même que les surfaces articulaires sont luxées et se sont complétement abandonnées. Dans les rapports nouveaux qu'elles contractent alors, elles peuvent former de fausses articulations ou pseudarthroses intéressantes à étudier sous plusieurs rapports (1). Ces fausses articulations peuvent elles-mêmes être le siége de tumeurs blanches, ainsi qu'on en trouve un exemple pour l'articulation coxo-fémorale dans le travail de M. Richet (*loc. cit.*).

(1) **Nélaton,** *Éléments de pathologie externe,* t. II, p. 243.

DIAGNOSTIC.

Malgré les recherches anatomo-pathologiques auxquelles on s'est livré dans cette maladie, les auteurs sont forcés de convenir qu'on n'est pas arrivé encore à préciser quel était le tissu qui était le point de départ de la maladie. Car, si à l'aide de symptômes certains, il était facile de reconnaître pendant la vie les diverses altérations auxquelles donne lieu la maladie qui nous occupe, il est évident que le traitement présenterait moins de difficulté et qu'il serait plus facile de l'appliquer. A ce sujet, nous croyons utile de citer textuellement un passage de Delpech. Jusqu'à quel point, dit Delpech, les surfaces articulaires sont-elles intéressées? quelles sont la nature et l'étendue de leurs lésions ? les désordres sont-ils tels qu'ils puissent être réparés? la nature travaillera-t-elle à la guérison? l'a-t-elle entreprise? jusqu'à quel point ce travail est-il poussé? Autant de questions impossibles à résoudre, tant que les choses demeureront dans l'état où elles sont. La distension des parties molles, les apparences vraies ou fausses de fluctuation ne peuvent fournir aucune donnée pour la solution du problème; l'engorgement peut être considérable partout sans que les lésions organiques aient marché du même pas ; l'annulation de la synovie peut distendre l'articulation sans qu'il y ait production d'ichor ou de pus ; enfin la tuméfaction des paquets cellulaires inter-articulaires peut donner de fausses apparences de fluctuation, qui feraient mal juger de l'état des organes cachés (Delpech, *Maladies chir.*, t. III, p. 731). Ce que disait Delpech à cette époque serait encore applicable aujourd'hui.

Quant au diagnostic absolu des tumeurs blanches, il est presque impossible de confondre cette maladie avec quelque autre des articulations, mais on est quelquefois fort embarrassé de déterminer, au juste, à quelle espèce d'engorgement on a affaire, ce qui est cependant très important pour le traitement et pour la sûreté du praticien.

Il y a lieu de croire que la tumeur blanche est rhumatismale si le malade est un jeune homme ou un adulte fort et pléthorique qui a déjà été attaqué de rhumatisme ; si la maladie s'est manifestée pendant l'hiver ou en automne, par un temps froid et humide ; si elle est annoncée par une douleur violente dans toute l'articulation, douleur qui s'étend ordinairement le long des muscles qui y sont attachés; si cette douleur a été promptement suivie d'un gonflement plus ou moins considérable des parties molles qui environnent l'articulation; enfin, si, au commencement de l'affection, cette tumeur dépend uniquement de l'engorgement des parties molles, les os n'étant pas affectés comme ils le seront à une époque plus avancée du mal. Il ne faut pas confondre les tumeurs blanches produites par le rhumatisme avec l'affection rhumatismale des articulations connue vulgairement sous le nom de rhumatisme goutteux. Bien que ces deux affections soient de la même espèce et produites par une cause commune, elles diffèrent entre elles sous plusieurs rapports. Le rhumatisme goutteux, par exemple, envahit ordinairement plusieurs articulations à la fois; il affecte simultanément les petites, les moyennes et les grandes; le plus souvent toutes celles des membres, d'un côté du corps, sont atteintes en même temps. Mais ce qui caractérise particulièrement le rhumatisme, c'est la facilité avec laquelle il se déplace : on voit souvent des articulations de l'un des côtés du corps se désenfler, tandis que celles du côté opposé se tuméfient dans l'espace de vingt-quatre heures. Ces transports alternatifs se manifestent à plusieurs reprises dans le cours de la maladie, ce qui n'a jamais lieu dans les tumeurs blanches, qui sont, au contraire, stables sur la même articulation. Il existe encore plusieurs autres caractères à l'aide desquels on peut reconnaître laquelle de ces deux affections on a à combattre. Ainsi, dans le rhumatisme goutteux, la couleur de la peau est souvent altérée, la chaleur plus grande, la flexion du membre n'est pas constante, la tumeur articulaire, qui persiste après la cessation de la fièvre, est œdémateuse ; tandis que dans le cas de tumeur blanche la couleur de la peau est très souvent naturelle, sa chaleur beaucoup moindre que dans la maladie précédente, la flexion du membre pour ainsi dire inévitable, et l'engorgement présente une élasticité qui fait le cachet de cette affection.

On devra être porté à croire que la tumeur blanche est de nature scrofuleuse, lorsqu'elle a commencé par les os chez un enfant ou un adolescent ; que la douleur qui la précède et l'accompagne est très aiguë et bornée à un point circonscrit qui se trouve le plus souvent au centre même de l'articulation ; si l'extrémité inférieure du fémur a augmenté de volume, soit avec rapidité ou lentement, sans que les parties molles y participent ; si le malade est issu de parents scrofuleux, ou s'il a sucé le lait d'une nourrice atteinte de vice général ; si enfin le sujet présente les symptômes actuels ou les stigmates de l'affection strumeuse.

Cependant il ne faut point oublier qu'une tumeur blanche scrofuleuse peut frapper l'enfant jouissant en apparence de la plus florissante constitution.

Quant aux tumeurs blanches arthritiques, syphilitiques, scorbutiques et celles qui dépendent de la métastase d'une maladie quelconque ou de la suppression d'une hémorrhagie habituelle, c'est moins leurs symptômes que les circonstances qui ont précédé leur développement qui peuvent mettre le praticien sur la voie.

Ainsi donc, en résumé, nous dirons qu'il n'est point difficile, après avoir examiné une articulation malade, de prononcer s'il y a tumeur blanche dans le sens que tous les auteurs attachent à ce mot, mais qu'il est presque impossible, dans l'état actuel de la science, de dire à quelle variété de ces maladies si complexes on a affaire, et à quel degré sont arrivées les altérations qui caractérisent anatomiquement ces variétés. Mais si le diagnostic des lésions matérielles est important, celui de la cause sous l'influence de laquelle s'est développée la maladie ne l'est pas moins. On comprend de quelle utilité il serait pour le pronostic et le traitement de reconnaître que la maladie est due à la syphilis, au scorbut, à une affection rhumatismale ou scrofuleuse, etc.

PRONOSTIC.

Le pronostic est en général grave ; cependant lorsque la maladie est idiopathique ou due à une affection rhumatismale, on voit cette maladie guérir, lors même qu'elle est à un degré assez avancé. Il en est autrement des tumeurs blanches causées par un vice scrofuleux, car elles sont plus dangereuses, parce que la cause qui leur donne naissance est souvent très rebelle aux moyens thérapeutiques. En général, plus un individu est faible, plus la maladie présentera de gravité, toutes choses égales d'ailleurs. Celles qui ont leur point de départ sur les os sont les plus dangereuses, et souvent ne peuvent se terminer qu'avec ankylose. Le traitement est long, fort long : ce n'est pas en deux ou trois mois qu'on peut, dans le plus grand nombre de cas, espérer la guérison. Nous en avons vu traiter pendant six, dix et même quinze ; néanmoins nous devons dire que trois ou quatre mois sont le terme ordinaire, surtout pour celles qui, ayant commencé sur les parties molles, ne sont pas fort anciennes. Les rechutes aussi sont faciles, mais avec la persévérance et les moyens thérapeutiques que nous indiquerons au traitement, le médecin trouvera désormais, nous le pensons, moins de tumeurs blanches que par le temps passé; et il arrive qu'on est assez heureux, quelquefois, pour être secondé par des changements qu'éprouve l'économie à l'époque de la puberté. Boyer a porté sur cette maladie un pronostic très grave. Aux yeux de la plupart des chirurgiens qui ont écrit sur ce sujet, la maladie, quoique très fâcheuse, l'est cependant moins qu'il le dit et nous avons vu souvent guérir des tumeurs blanches très avancées dont nous rapporterons quelques observations à la fin de notre travail. D'ailleurs, la gravité du pronostic, dans tous les cas, varie suivant la cause, le siége de l'affection, la constitution, l'âge, la force du malade. Ainsi dans une petite articulation le mal est évidemment moins grave que si une articulation supérieure, la tibio-fémorale, par exemple, comparativement à une articulation métatarso-phalangienne, était affectée.

Il faudra surtout prendre en considération l'âge, le tempérament du malade, la cause de la maladie, les traitements mis précédemment en usage, si l'on veut arriver plus sûrement à un pronostic motivé; on devra toujours se rappeler enfin qu'il n'est point de maladie qui donne lieu à plus de mécomptes que celle qui nous occupe en ce moment.

Pour nous résumer sur le pronostic, nous dirons que les tumeurs blanches de cause locale existant chez des individus bien constitués peuvent disparaître sans laisser aucune trace de leur existence. Les plus graves de toutes sont celles dont l'origine doit être attribuée au vice scrofuleux; elles sont ordinairement réfractaires à tous les moyens de la plus saine thérapeutique, et lorsqu'on est assez heureux pour obtenir la guérison, ce n'est qu'à la faveur d'une ankylose. Quelle que soit la cause des tumeurs blanches, lorsqu'elles datent de long-temps, qu'elles causent de vives douleurs, que les os et les cartilages sont gonflés, ramollis, cariés; la capsule distendue par une matière sanieuse; qu'il existe des abcès dont les ouvertures sont restées fistuleuses et donnent issue à une quantité plus ou moins considérable de pus, la maladie est ordinairement considérée comme au-dessus des ressources de l'art. Dans ce cas, tous les accidents ordinaires, en pareille occurrence, ne tardent pas à faire périr le malade, si l'amputation n'est pas pratiquée pendant qu'il est encore temps. On a cependant vu, dans plusieurs cas de ce genre, la nature, secondée par le médecin, retirer le malade pour ainsi dire du tombeau; et à l'appui de cette assertion, me suis-je proposé de citer des exemples dans lesquels j'ai été assez heureux pour obtenir plein succès de cas qui étaient considérés comme incurables. Aussi, comme ce sont des exceptions rares, ne doit-on jamais se dispenser de faire l'amputation quand le sujet est dans des conditions à laisser espérer le succès de l'opération.

TRAITEMENT.

Lorsque nous avons exposé les symptômes, les causes et le pronostic des tumeurs blanches aiguës ou chroniques, lorsqu'elles commencent sur les os ou sur les parties molles, nous avons pensé qu'il était nécessaire de faire cette distinction, puisque les phénomènes de développement de ces deux variétés ne sont pas les mêmes ; mais, dans le traitement, nous n'aurons pas besoin de suivre positivement cette division ; car, quel que soit le tissu sur lequel la maladie commence, nous employons les mêmes méthodes curatives, l'expérience nous ayant prouvé qu'elles réussissaient également bien dans les deux cas.

Les moyens thérapeutiques que nous allons exposer ne sont certainement pas nouveaux; car,
avant M. Lisfranc, on avait employé les saignées générales et locales, les exutoires, etc.
Avant de commencer ce traitement nous devons
dire que nous ne nous rappelons pas avoir jamais
vu une tumeur blanche aiguë enlevée immédiatement, comme cela arrive dans une foule d'autres
affections au même état; le plus souvent et toujours même, nous avons vu la maladie devenir
chronique et c'est par cette voie seulement qu'on
peut espérer l'amener à guérison.

Lorsqu'on est appelé à traiter une tumeur blanche, qu'elle soit aiguë ou chronique, la première
chose à faire est d'explorer, avec la plus grande
attention, les organes renfermés dans les cavités
thoraciques et abdominales, car il n'est pas rare
de voir coïncider avec un engorgement blanc la
maladie d'un organe essentiel à l'existence. Si l'un
des principaux viscères de l'économie est malade,
il faut chercher à guérir l'affection principale et
se borner à employer sur la tumeur des moyens
palliatifs. Nous avons vu, en effet, dans ce cas, la
maladie principale empirer à mesure que l'autre
avançait vers la guérison.

Ainsi, lorsqu'on s'aperçoit que, sous l'influence

des moyens employés, les tubercules pulmonaires,
par exemple, jusque-là à l'état latent, viennent à
se ramollir, on doit se hâter de dériver vers l'articulation en y appliquant un ou plusieurs vésicatoires, afin de retarder la guérison. Ces idées sont
basées sur l'étroite sympathie qui lie les grandes
articulations avec les organes abdominaux. Les
lassitudes spontanées, a dit Hippocrate, annoncent
des maladies graves ; en effet, au début des fièvres
de mauvais caractère, on éprouve dans tous les
membres un brisement général.

Il est important de soumettre le membre au repos absolu, à moins que la tumeur blanche ne soit
tout à fait à l'état aigu ; mais, dans la crainte d'une
ankylose vraie ou fausse, il est nécessaire que,
tous les jours, des mouvements modérés et sage-
ment dirigés soient imprimés à l'articulation. Il y a
des indications à établir à cet égard. Ainsi, lorsque
les mouvements ne sont presque pas douloureux,
on peut continuer d'en exécuter ; si, au contraire,
ils produisent de la douleur, une partie de la journée, on doit y renoncer : ils seraient très nuisibles
et pourraient amener une inflammation aiguë qui
hâterait la dégénérescence de la tumeur et néces-
siterait l'amputation du membre.

Dans le traitement des tumeurs blanches, la

position à donner au malade n'est pas une chose indifférente (nous y reviendrons avec plus de détails). Pour la tumeur blanche du genou, par exemple, le membre doit être placé dans l'extension, pour éviter l'ankylose. Nous n'indiquons pas en détail la position qui convient à chaque articulation en particulier : elle doit être en rapport avec les usages du membre.

On devra ouvrir de bonne heure les abcès qui se forment quelquefois autour de l'articulation malade ; sans cela il peut s'établir des fusées purulentes, la peau se décoller dans une plus ou moins grande étendue, des fistules intarissables survenir, et la viciation purulente emporter le malade.

Un très bon moyen (que Lisfanc employait souvent) de guider le chirurgien dans l'appréciation de la diminution de la tumeur, et pour encourager le malade qui a besoin de patience dans une maladie aussi longue, consiste à tracer avec l'azotate d'argent trois lignes circulaires aux parties supérieure, moyenne et inférieure de la tumeur ; à chacune de ces lignes est affecté un lien qui sert à mesurer l'articulation tous les huit jours environ. Quelques auteurs ont conseillé, quand l'affection est incurable, d'attendre que le malade s'affaiblisse avant de pratiquer l'amputation.

M. Lisfranc s'élevait avec force contre ce principe ; car, en le suivant, disait-il, on s'expose à des ulcérations intestinales qui surviennent fréquemment à cette époque, tandis que, si l'on ampute lorsque l'individu est encore doué d'énergie, on a toujours à sa disposition les émissions sanguines à l'aide desquelles on peut triompher d'une forte réaction. Ces quelques considérations générales sur la thérapeutique des tumeurs blanches exposées, nous allons entrer dans de plus grands développements sur le traitement des tumeurs blanches, et nous le diviserons en *général* et en *local*.

Traitement général.

Les tumeurs blanches coexistent presque toujours avec une altération constitutionnelle ; or, la première indication à remplir est donc d'améliorer la santé par un traitement général : sans cette précaution, on attaque l'effet sans détruire la cause ; l'effet ne peut disparaître, ou, s'il s'est amendé, il ne tarde pas à se reproduire. Le traitement général devra être basé sur la constitution du sujet ; ainsi comme le plus souvent cette maladie affecte les individus chez lesquels la diathèse scrofuleuse prédomine, l'indication sera évidem-

ment d'agir par un traitement approprié aux scrofules. Parmi les méthodes spéciales, nous in-
sisterons souvent sur le traitement iodé complet,
l'administration interne de l'huile de foie de
morue, le traitement par les eaux minérales sulfureuses et salines, les préparations de quinquina
associé à la gentiane, le fer et ses préparations
dont nous avons tiré de très bons effets.

L'emploi de l'huile de foie de morue peut, dans
un grand nombre de circonstances, être substi-
tué avantageusement à l'iode ; elle est toujours
facilement supportée : loin de déranger, comme
ce dernier moyen, les fonctions digestives, elle
tend souvent à les régulariser, et il est des cas
où l'on voit cesser, sous son influence, cette fièvre
brûlante et presque continue que l'on observe
fréquemment chez les scrofuleux.

Dans cette maladie, sous la dépendance d'une
diathèse scrofuleuse, on a mis en avant beaucoup
de moyens qui se sont succédé sans qu'aucun
d'eux soit resté dans le domaine de la pratique
comme une ressource certaine contre cette triste
affection.

Le muriate d'or et de soude a été vanté par les
médecins du Midi, qui ont cru lui voir produire
quelques heureux effets ; mais il a été bientôt

abandonné, et aujourd'hui il est regardé comme un moyen absolument nul.

Le chlorure de baryte lui a succédé, et n'a pas été plus heureux que lui. Les préparations mercurielles et l'iode jouissent encore à juste titre de quelque faveur.

Les soins hygiéniques sont sans contredit le moyen qui réussit le mieux dans le traitement des scrofules. Le malade doit avoir une bonne nourriture, faire de l'exercice, se promener au grand air, au soleil. L'exercice est, il est vrai, difficile pour un sujet affecté de tumeur blanche des membres inférieurs, mais on peut souvent, à l'aide d'appareils contentifs et de béquilles, le lui rendre possible. Quand la maladie se présente sous une forme inflammatoire, que le malade est vigoureux, qu'il a été atteint de rhumatisme, on ne doit pas craindre de pratiquer des saignées et de le soumettre à un traitement antiphlogistique général.

Dans le cas où la tumeur blanche a succédé à une maladie exanthématique chronique, on doit rappeler l'exanthème, et l'on emploie les moyens internes en rapport avec les diverses indications que présente l'état général, qui devra être constamment surveillé.

Voilà en résumé les moyens thérapeutiques généraux que l'on devra opposer aux diverses prédispositions des individus affectés de tumeurs blanches ; mais trop souvent, malheureusement, l'état soit physique, soit social des malades, s'oppose à ce que l'on puisse employer les plus énergiques de ces remèdes.

Traitement local.

Il est sans contredit le plus important ; car le plus souvent les tumeurs blanches sont uniquement une affection locale, soit parce qu'elles sont la conséquence d'une entorse, d'une lésion traumatique en un mot, soit parce que la cause générale qui les avait produites a disparu ; conséquemment le traitement local doit avoir seul de l'efficacité.

Émissions sanguines générales et locales. — Chez les individus forts et robustes, et lorsqu'on a affaire à une inflammation assez aiguë, une saignée du bras de trois palettes au moins devra être pratiquée, laquelle sera répétée deux ou trois jours après, d'après l'effet qu'elle aura produit : il est utile de diminuer ainsi l'hématose en désemplissant le système vasculaire. Si l'inflammation reste stationnaire malgré ces émissions sanguines, on devra avoir recours aux saignées locales, que l'on ne devra pas cependant porter trop loin, d'une part, parce que les individus que l'on traite sont souvent débilités par suite de leur maladie chronique ; de l'autre, parce que cette affection datant de longtemps, a pour ainsi dire acquis élection de domicile sur l'articulation, et qu'elle consiste dans un changement de tissu, qui ne peut revenir à l'état normal que d'une manière lente et graduée.

Ainsi, quand on sera obligé d'employer les sangsues au nombre de quinze à quarante, selon la constitution des individus, on ne les emploiera pas plusieurs jours de suite, car on affaiblirait trop le malade. Il faudra tenir compte aussi de la manière dont les sujets supportent les émissions sanguines ; aussi examinera-t-on le pouls, la coloration de la face, les forces musculaires, se rappelant que les évacuations sanguines ne doivent guère être faites que tous les huit ou dix jours. Ce traitement peut réussir quand, à part l'inflammation à la synoviale, il y a aussi arthrite, mais ce sera rarement : tout le monde sait, en effet, le peu d'influence qu'ont les émissions sanguines sur l'inflammation des os, qui doit être porté traitée par des moyens tout différents. Brodie repousse la saignée locale comme presque toujours inutile dans les cas où la maladie s'est développée chez un sujet scrofuleux et où les symptômes inflammatoires ne sont pas prédominants.

Mercuriaux à l'intérieur. — Depuis longtemps on avait employé le calomel dans les tumeurs blanches. M. O'Beirn a vanté, en 1834, le calomel uni à l'opium, et ce chirurgien a prétendu avoir guéri une foule de tumeurs blanches avec ce moyen. M. Velpeau, qui a expérimenté ce médicament, dit avoir vu, dans les arthropathies avec hydarthrose sans altération des parties dures et sans dégénérescence fongueuse de la capsule, la maladie s'améliorer rapidement, et l'articulation se vider presque complétement dans l'espace d'une ou deux semaines. Lorsque la capsule était fortement épaissie, soit à l'extérieur, soit à l'intérieur, dans les cas d'arthropathie capsulaire enfin soit interne, soit externe, la plupart des malades en ont encore été soulagés ; mais chez eux, l'amélioration s'est bientôt arrêtée, et il a fallu avoir recours à d'autres moyens pour compléter la guérison. Dans les arthropathies récentes avec douleurs, ou présentant d'autres symptômes inflammatoires, le calomel à haute dose, jusqu'à la salivation, a presque toujours modifié heureusement la maladie. A l'appui de cette opinion, nous pourrions citer nombre d'observations de malades chez lesquels nous avons obtenu d'excellents résultats de cette médication M. Lisfranc, qui a expérimenté ce moyen à la Pitié, nous a prouvé (alors que nous étions dans sa division) que ce précieux agent thérapeutique échouait ordinairement contre l'état chronique des tumeurs blanches, tandis qu'il faisait merveille contre l'état aigu.

Voici en quoi consiste cette méthode : Avec 9 décigrammes de calomel et 2 décigrammes d'opium, on fait quatre pilules à prendre dans la journée, une toutes les trois heures. Cette dose, du reste, sera modifiée suivant la constitution et l'âge des malades. Aussitôt que la salivation est établie, on se garde de l'arrêter : on se contente de quelques gargarismes émollients, en même temps que l'on suspend l'emploi du médicament.

Vésicatoires. — Les saignées locales et les antiphlogistiques devront être repoussés si, au lieu d'être rouge et irritée, la peau est molle, pâteuse et le sujet scrofuleux. Dans ce cas, on doit avoir recours à une médication opposée, aux irritants, qui exciteront les fonctions de la peau et produiront une perturbation salutaire. Le remède de cette catégorie employé avec le plus d'avantage est le vésicatoire; ce moyen ne doit être dirigé contre les tumeurs blanches qu'à l'état chronique, où il produit de très bons résultats; mais, employé dans la période aiguë de cette maladie, il a été souvent cause d'accidents tellement graves, que l'amputation est devenue nécessaire. On conçoit en effet que, dans le cas où l'engorgement existe avec douleur et augmentation de chaleur, le vésicatoire venant ajouter son action irritante à celle qui est déjà fixée sur l'articulation, on conçoit, dis-je, qu'il se fasse une explosion inflammatoire capable de produire la gangrène de la tumeur, surtout si la peau est malade.

Les vésicatoires conviennent surtout dans les cas d'hydarthrose, d'infiltration purulente ou séreuse, dans les cas de fongosités, quel que soit leur siége. On doit cesser leur usage aussitôt qu'ils paraissent produire une trop vive irritation.

Cautérisation transcurrente. — Cette cautérisation, tant employée du temps de *Marc-Aurèle Séverin*, et que *Percy* n'a pas craint de vanter encore, n'est presque plus usitée; la cautérisation actuelle se fait avec un cautère transcurrent, en forme de hache émoussée ; il doit être chauffé à blanc et promené sur la peau : les raies qu'il produira seront assez distantes les unes des autres, et jamais entrecroisées, pour qu'à la chute de l'escarre il ne se trouve pas une trop grande surface dénudée et suppurante. On l'emploie, comme le vésicatoire, pour l'arthropathie indolente des parties molles et de la synoviale.

Moxas. — Le moxa ne convient également que contre les tumeurs blanches à l'état chronique. On doit le placer à côté de la tumeur, si la peau est malade et les tissus indurés ; car, en agissant autrement, on amènerait peut-être une inflammation qui pourrait être suivie d'escarres gangréneuses. Le moxa vient-il à trop irriter, on a recours aux sangsues, si l'excitation persiste plus de vingt-quatre heures. Boyer l'avait déjà beaucoup préconisé ; mais c'est surtout aux heureux résultats qu'en a obtenus M. Gerdy et qu'il a consignés dans son mémoire sur les tumeurs blanches, qu'il doit la faveur dont il jouit. C'est d'abord sur lui-même, pour une tumeur blanche qu'il avait au genou, à la suite de la variole et de l'impression du froid, que ce savant chirurgien en a fait usage :

une seule application fut suffisante pour amener
la guérison ; mais la maladie ne cède pas toujours
aussi facilement, et, sur une jeune femme atteinte
d'arthropathie du coude qui guérit, M. Gerdy ré-
péta trente fois l'application.

On devra surtout employer les moxas dans le
cas de gonflement des os, d'ostéite. Son action
s'étend au travers des tissus bien au delà de toutes les espèces de cautères, et peut aller heureusement modifier l'état des os ou celui de la synoviale dans les cas de fongosités.

Muriate de baryte. — Il y avait fort longtemps
que le muriate de baryte avait été conseillé contre
les scrofules. Dans d'autres observations de nature
scrofuleuse on a quelquefois administré le car-
bonate. Dans les ouvrages de matière médicale, on
a établi que ce médicament ne devait être donné
qu'à une dose extrêmement faible. Son mode
d'action et son efficacité ne sont bien connus
que depuis les travaux de M. Pirondi , de
Marseille, qui l'a administré, dans le Midi, jusqu'à 8 grammes par jour dans 120 grammes
d'eau distillée. M. Lisfranc, qui a expérimenté
ce médicament, a remarqué qu'il fallait que les
malades, pour supporter le médicament, s'abstins-
sent de boire du vin et de manger de la viande,

et fussent soumis à l'eau pure et à une alimentation végétale.

La fiole contenant la solution devra être mise à
l'abri du soleil, et agitée par le malade toutes les
fois qu'il prendra une cuillerée du médicament.
Il faut, disait M. Lisfranc, faire état ici de l'influence des climats. Tandis qu'à Marseille, le
muriate de baryte a pu être porté à 8 grammes, nous n'avons pu, à Paris, dépasser celle
de 2 grammes 50 centigrammes, et souvent nous
n'avons pu l'atteindre. Plusieurs des malades de
M. Lisfranc ont éprouvé des accidents d'empoi-
sonnement que l'on n'a pu dissiper que par le vin
sucré qu'indiquait M. Pirondi, et qui ont cédé au
blanc d'œuf. M. Velpeau ne croit pas non plus à
l'efficacité de cet agent thérapeutique dans les
arthropathies ; il l'a expérimenté sur un grand
nombre de malades ; les résultats ont été négatifs
pour la tumeur blanche.

Cette médication est plus prompte, plus efficace
chez les sujets scrofuleux que chez les individus
exempts de vice général. (Observation de MM. Pirondi et Lisfranc.)

En général, elle agit mieux dans les tumeurs
blanches chroniques que dans celles qui sont à
l'état aigu.

Le muriate de baryte, selon M. Pirondi et ses partisans, est, à leur dire, une véritable conquête chirurgicale. Qu'on lise l'article de la *Gazette des hôpitaux* du 2 avril 1836, et l'on verra écrit, avec tous les attributs de la vérité la mieux reconnue, que des guérisons complètes, radicales, ont été obtenues à l'aide de ce précieux mode de traitement.

Compression. — Ce moyen mécanique, appliqué depuis quelques années, à presque toutes les maladies chirurgicales, mérite une attention toute particulière dans la thérapeutique des maladies des articulations. En France, M. Velpeau l'a popularisée. M. Lavacherie, en Belgique, dans un mémoire spécial, a essayé de répandre encore davantage son usage. Depuis les travaux de ces chirurgiens distingués, elle jouit d'une faveur bien méritée par le succès qu'elle donne et les avantages qu'elle procure au malade pendant le traitement. Le but qu'on se propose par l'emploi de la compression est double. En effet, ce moyen est destiné, d'une part, à gêner la circulation artérielle dans la tumeur blanche pour y diminuer la nutrition ; d'autre part, à y produire un peu d'excitation pour faciliter la résorption de l'engorgement. M. Lisfranc a entrepris de doser la compression, comme, selon ses expressions, on dose l'opium et l'émétique, se fondant sur les variétés que présentent les engorgements dans leur consistance, leur ancienneté, leur sensibilité.

Première dose. — Compression légère établie tout simplement avec des circulaires de bandes.

Deuxième dose. — Compression un peu plus forte, avec des cônes d'agaric et des circulaires de bandes.

Troisième dose. — Compression plus énergique, avec des compresses graduées et des circulaires de bandes.

Quatrième dose. — Compression plus forte encore, avec des attelles ou des pièces de monnaies entrelacées de linge et des circulaires de bandes.

Cinquième dose. — Elle consiste dans la malaxation.

Dans un cas, l'affection, qui avait résisté à tous les genres de compression, céda à ce moyen. C'est sur la malaxation qu'un jeune chirurgien militaire, M. Magnien, a fondé le traitement de l'entorse ; c'est un moyen simple, dont l'efficacité, dans certains cas, se comprend parfaitement, et que l'on aurait tort de négliger. Mais il importe, avant tout, pour en faire une juste application, d'en bien apprécier l'opportunité. On peut, dit

M. Velpeau, faire la compression avec une bande roulée, ou une guêtre lacée. Si la tumeur n'est pas uniforme, on comblera les creux avec de l'agaric ou avec des compresses graduées. M. Velpeau emploie souvent sur les malades le bandage inamovible. De cette manière il y a double avantage : le membre est maintenu immobile, et le bandage ne se relàche pas; il est vrai qu'on ne peut pas le resserrer à mesure que la tuméfaction diminue. Lisfranc a réussi à l'aide de ce moyen, et d'autres praticiens, à son exemple, paraissent en avoir obtenu quelque succès. M. de Lavacherie a préconisé la compression à l'aide de bandelettes de diachylon gommé. M. Velpeau a expérimenté ce moyen, qu'il croit avantageux, et qui, suivant lui, agit chimiquement et physiquement; il ne croit pas cependant que la compression, quelle qu'elle soit, puisse être utile lorsque la maladie siége sous les os. Ce serait là le cas, nous pensons, d'expérimenter le bandage amovo-inamovible du professeur Seutin de Bruxelles, qui offrirait, sans contredit, de bien grands avantages à la thérapeutique de la tumeur blanche; mais il ne nous appartient pas de chercher à résoudre la question de son opportunité, d'autant qu'on ne se l'est pas encore assez adressée, quoiqu'elle soit néanmoins une des plus importantes de la chirurgie. Mettre en présence les diverses opinions, les éclaircir l'une par l'autre, établir leur valeur respective, exigerait de longs développements dans lesquels nos faibles moyens ne nous permettent pas d'entrer; nous nous bornons à souhaiter, dans l'intérêt de la science et celui de l'humanité, qu'une aussi haute question puisse être traitée par des praticiens plus aptes et plus instruits que nous, tant nous sommes convaincu que les appareils amovo-inamovibles sont appelés à simplifier et à considérablement modifier le traitement de cette grave maladie.

La compression doit être continuée pendant un temps très long, si elle est bien supportée; mais, dans le cas où elle produit des douleurs, de l'insomnie, de la cuisson et de la rougeur sur la tumeur, qu'il se développe une éruption, on doit la cesser immédiatement; son emploi continué risquerait d'aggraver considérablement la maladie et d'amener une terminaison funeste.

Frictions.— Parmi celles-ci, nous citerons plus particulièrement les frictions mercurielles (ou plutôt onctions) à haute dose, dont nous avons tiré de très bons effets, en portant la dose de ce médicament jusqu'à 12 grammes. On n'a pas d'idées bien arrêtées sur la manière d'agir du mercure. Parmi les praticiens, les uns considèrent ce médicament comme un antiphlogistique, les autres comme un excitant. Les premiers se fondent, pour soutenir leur opinion, sur ce que, employé dans une péritonite aiguë, il produit d'excellents effets ; les seconds, sur ce que, dans une syphilis à l'état d'acuité, il augmente quelquefois les accidents. Boyer dit, en parlant de ce moyen : « J'ai employé plusieurs fois ces frictions, et dans les cas où elles ont produit de bons effets j'ai remarqué qu'ils étaient moins dus à la nature du médicament qui avait été mis en usage qu'au frottement prolongé qui anime la peau, la rougit et augmente beaucoup son action. »

La pommade d'hydriodate de potasse, employée en frictions matin et soir, est utile lorsque la maladie a uniquement son siége dans les parties molles; encore faut-il qu'elle ne soit accompagnée ni de douleurs ni de suppuration. Seul, dit M. Velpeau, c'est un remède insuffisant, nuisible même.

Pommade d'iodure de plomb. — Cette pommade, que M. Cottereau a tant vantée dans ces derniers temps, n'a pas paru d'une grande efficacité à M. Velpeau, qui l'a expérimentée un grand nombre de fois contre les arthropathies. Il lui reconnaît cependant des propriétés beaucoup plus résolutives et moins excitantes qu'à la précédente dans certains engorgements lymphatiques ; elle expose aussi, par conséquent, moins aux érysipèles. Les pommades excitantes n'agissent souvent que comme vésicantes et révulsives : telles sont les pommades ammoniacales, l'huile de croton tiglium, etc.

De l'emploi de la pommade de nitrate d'argent.
(Journal de médecine, art. 2286.)

M. Jobert (de Lamballe) a fait un heureux emploi du nitrate d'argent dans certains cas de tumeurs blanches ; le *Bulletin de thérapeutique* contient un mémoire dans lequel plusieurs observations sont rapportées à l'appui de ce mode de traitement.

Une femme âgée de 29 ans entra à l'hôpital Saint-Louis, le 15 avril 1841, à la suite d'un rhumatisme articulaire général ; il s'était fixé une douleur dans le genou droit, douleur qui persistait depuis trois mois. L'articulation était douloureuse, volumineuse, sans changement de couleur à la peau ; la rotule était soulevée au-de-

vant du fémur et ballottait sur les surfaces articulaires, entre lesquelles il se trouvait une certaine
quantité de liquide synovial. M. Jobert prescrivit
le repos au lit et des frictions avec une pommade
désignée n° 1, et ainsi composée :

> Axonge. . . . . 30 grammes.
> Nitrate d'argent. . . . . 4 —

Après la deuxième friction, il survint sur le
genou une éruption pustuleuse ; chaque friction
s'accompagnait de douleurs qui duraient trois
heures au moins. Le 23 avril, on prescrivit soir
et matin des frictions avec la pommade n° 2, ainsi
composée :

> Axonge. . . . . 30 grammes.
> Nitrate d'argent . . . . 8 —

Le genou se couvrit d'une nouvelle éruption et
la peau prit une couleur violacée. On suspendit
les frictions pendant quelques jours. Le 1er mai, ces
frictions furent reprises, mais une éruption qui
se développa aussitôt, et qui, avec des douleurs
assez vives, s'accompagna d'une certaine turges-
cence de l'articulation, força de les suspendre encore. Le genou avait diminué de 1 centimètre et
demi de circonférence. On reprit encore les frictions avec la pommade n° 2, mais en ayant soin

d'en suspendre l'usage dès qu'elle déterminait trop d'irritation. Le 23 mai, l'amélioration était considérable, l'articulation malade était presque réduite au volume de celle du côté opposé. On ajoutait à l'usage de la pommade des douches de vapeurs dont les effets paraissaient très satisfaisants. Comme les frictions ne déterminaient presque plus qu'une très légère irritation, on eut recours à la pommade n° 3, composée ainsi qu'il suit :

Axonge. . . . .   30 grammes.
Nitrate d'argent.   12   —

Le 28 mai, la malade demanda sa sortie : elle marchait sans douleurs, et les deux genoux étaient à peu près également volumineux. Le mémoire de M. Jobert contient encore une dizaine d'observations, qui, bien moins complètes que celle-ci, n'en prouvent pas moins les bons effets des frictions avec la pommade au nitrate d'argent. Les sujets, presque tous scrofuleux, ou du moins d'un tempérament lymphatique, portaient depuis un temps assez long des engorgements articulaires indolents ; quelques uns de ces engorgements étaient compliqués d'ulcérations rebelles que l'on pansa avec la pommade et qui marchèrent ensuite assez rapidement vers la cicatrisation. Dans certains

cas, l'engorgement articulaire était à l'état aigu, et
la pommade n'en a pas moins été employée. En
général, les douleurs articulaires ont été calmées
dès que l'éruption s'est manifestée à la peau ; le
liquide, dont on reconnaissait la présence, a été
absorbé. Ces heureux effets ont été obtenus même
dans les cas de tumeurs blanches suppurées, avec
ulcération des os et de la membrane synoviale.
L'éruption produite a non seulement anéanti ou
apaisé la douleur qui existait à un haut degré,
mais encore elle a modifié avantageusement la
suppuration ét l'état des plaies.

Ces frictions ont constamment déterminé une
cuisson assez vive qui s'est prolongée pendant
quelques heures ; mais bientôt cette douleur se
dissipait et tournait à l'avantage du malade, car
elle diminuait d'autant celle que les malades
éprouvaient dans l'intérieur des articulations.

Enfin, M. Jobert, frappé des avantages que
procure cette éruption artificielle, propose de sub-
stituer la pommade de nitrate d'argent à celle de
tartre stibié, qui donne lieu à un développement
de pustules infiniment plus douloureuses, et dont
les effets, médicalement parlant, ne sont pas plus
prononcés.

Immobilité. — Plusieurs chirurgiens, dans le

but d'empêcher à une articulation malade les moindres mouvements qui déterminent de vives douleurs, eurent l'idée d'immobiliser la jointure ; dès lors le repos au lit pour les membres inférieurs et un mode de suspension pour les membres supérieurs furent généralement prescrits.

Ajourd'hui, les appareils inamovibles sont généralement employés. M. Bonnet, de Lyon, est l'un des chirurgiens qui a le plus contribué peut-être à répandre la pratique de cette méthode. On lit dans son *Traité des maladies des articulations* ces mots qui résument assez bien les idées de l'époque sur cette matière :

« J'ai été conduit, dit-il, à reconnaître que ce que l'on regarde généralement comme le repos des articulations, savoir, le séjour permanent dans le lit, n'est, dans l'immense majorité des cas, que la permanence dans une situation vicieuse telle, que la synoviale et les ligaments sont distendus sur l'un des côtés de l'articulation, que les surfaces osseuses sont comprimées de l'autre, et qu'un effet permanent altère les rapports naturels des os. »

Plus l'immobilité est complète, plus les avantages qu'on en retire sont grands. Aussi M. Nélaton s'exprime-t-il ainsi dans son *Traité de pathologie articulaire :* « On pourrait croire d'abord que les gouttières de métal peuvent seules être employées dans ces cas compliqués (tumeurs blanches fistuleuses); il n'en est rien. Les bandages dextrinés, à l'aide de fenêtres habilement ménagées, remplissent les mêmes indications, et ont de plus l'avantage d'assurer une immobilité plus complète (t. II, p. 222); » car ils se moulent bien mieux sur les contours du membre.

Quelques chirurgiens, pour les tumeurs blanches des extrémités inférieures, se contentent de tenir leurs malades au lit, de lier le membre malade au membre sain, et d'attendre ainsi la guérison. Si c'est le membre supérieur, le malade portera simplement une écharpe. Ce moyen, outre les nombreux inconvénients qui l'accompagnent, ne peut nullement remplir le but que l'on se propose. Le membre malade, par cela même qu'il est lié au membre sain, devra exécuter des mouvements que le malade ne pourra s'empêcher de provoquer. De plus, si le membre sain est réduit à l'immobilité nécessaire au membre malade, il finira, après un certain temps, par se roidir, et l'usage en deviendra plus tard difficile.

Les gouttières métalliques ou de bois sont préférables, mais obligent, comme dans le cas précédent, à laisser le malade au lit ; ce qui est, à nos yeux, un grand inconvénient pour le succès du traitement. Aussi préférons-nous aux gouttières l'emploi des bandages solides, faits avec des bandes de toile, de la dextrine ou de l'amidon, que l'on peut se procurer partout. Une fois le bandage sec, le malade peut se lever, se promener même, en ayant soin de ne pas appuyer le membre lésé, et de faire supporter le poids du corps par des béquilles.

Nous dirons donc que les moyens de déambulation et les mouvements raisonnés à imprimer à l'articulation, dans le but de s'opposer à l'ankylose, ont été, de la part de beaucoup de notabilités médicales, le sujet d'une haute question, et entre autres, de MM. Lugol, Lisfranc, Baudens, Seutin de Bruxelles, etc. Ils ont tous considéré la déambulation comme le moyen le plus propre à empêher l'ankylose, non seulement dans l'entorse, mais aussi dans la tumeur blanche, qui souvent est la conséquence de la première affection. La circonstance la plus remarquable du traitement qu'a fait suivre M. Lugol aux malades affectés de tumeurs blanches et sur laquelle nous ne saurions trop appeler l'attention, c'est que, loin de prescrire le repos le plus absolu du membre, ainsi qu'on le pratiquait ordinairement, il conseillait l'exercice comme une condition indispensable de la guérison. Il obligeait tous les malades à marcher et à descendre au promenoir de l'hôpital ; il n'a eu qu'à se louer d'une méthode si opposée à celle que l'on suivait généralement.

Avec ce moyen on évite un séjour au lit de plusieurs mois, qui affaiblira la constitution, rendra les digestions pénibles, produira un affaiblissement général du système musculaire, pourra occasionner des escarres et faciliter l'invasion des maladies internes. L'exercice, au contraire, la marche au grand air, maintiendront en bon état la santé générale et pourront être un adjuvant puissant pour le reste du traitement.

Douches. — Elles peuvent être prises sous forme de vapeur ou à l'état liquide. On peut les charger de principes aromatiques ou de sels de diverse nature, dont l'activité viendra se joindre à celle de l'eau ou de la vapeur.

La douche est un médicament excitant, elle percute le point sur lequel elle agit, et y exerce une espèce de massage ; en conséquence elle ne convient que dans l'état chronique des tumeurs blanches.

On distingue les douches simples liquides des douches simples de vapeur, des douches médicamenteuses, et, parmi celles-ci les douches d'eau sulfureuse sont les plus employées.

Les douches varient encore suivant le mode d'administration : ainsi il y en a de descendantes, d'ascendantes, d'horizontales. Ces dernières sont moins actives que les douches descendantes, mais elles le sont plus que les douches ascendantes.

Les douches en arrosoir sont aussi moins actives que les douches à jet unique. On peut ensuite donner les douches à différentes hauteurs, suivant l'excitation plus ou moins forte que l'on veut produire.

Nous allons actuellement étudier l'effet de la douche, car c'est un point essentiel à connaître en thérapeutique. D'abord, la douche peut être sans aucun effet, et si, après l'avoir continuée ainsi pendant huit jours, elle n'amène aucun résultat, il faut la rendre plus active; mais, dans d'autres circonstances, la douche produit la rubéfaction de la peau, et augmente le volume de la tumeur de quelques lignes, soit parce que le liquide de la douche a été absorbé, soit parce qu'il s'est fait dans l'engorgement un afflux d'humeurs; avec cela, les téguments sont chauds, et souvent même l'articulation devient douloureuse.

Si les phénomènes diminuent et disparaissent

après une heure environ, le praticien doit s'en applaudir et peut continuer l'usage de ce moyen.

Si, au contraire, l'excitation se prolonge toute la journée, on doit bien se garder de renouveler la douche le lendemain ou même le surlendemain, à cause des accidents inflammatoires qui pourraient en résulter; dans ce cas-là, on suspend donc l'usage des douches pour le reprendre plus tard, si les circonstances deviennent plus favorables. D'ailleurs, on emploie en même temps la compression que l'on applique le soir, par exemple, lorsque la douche a été administrée le matin.

Les douches peuvent cesser d'avoir des effets avantageux ; c'est alors qu'il faut les suspendre pour y revenir plus tard.

Les irrigations continues d'eau froide paraissent être un moyen destiné à rester dans la thérapeutique chirurgicale, tantôt comme auxiliaire, tantôt comme essentiellement curatif; car, depuis quelques années, elles ont été employées dans une foule de lésions graves et variées, notamment les tumeurs blanches. Les praticiens persistent à se louer de leurs bons effets : c'est une pratique habituelle dans plusieurs hôpitaux de Paris, où, à l'aide de l'appareil le plus simple, on dirige continuellement sur des plaies, sur des entorses, sur les moi-

gnons amputés, un courant d'eau propre à prévenir ou à éteindre l'inflammation. Cette pratique
est devenue aujourd'hui plus usitée et est complétement du domaine de l'hydrothérapie; elle s'est
introduite dans le traitement d'une infinité d'affections chroniques, particulièrement dans celui
des engorgements des articulations et des tumeurs
blanches. Un certain nombre d'observateurs con-
statent qu'elle a rarement été employée sans leur
avoir offert de bons résultats. Parmi une multitude
d'observations qui témoignent de leur efficacité,
deux qui sont contenues dans la thèse du docteur
Ichon, relatives aux tumeurs blanches proprement
dites, prouvent qu'elles ont été considérablement
amendées par ce moyen hydrothérapique, et qui
(si depuis l'expérience n'avait pas sanctionné ses
heureux effets, quant à ce qui concerne, en particulier, la tumeur blanche) viendraient affirmer
que les irrigations continues d'eau froide doivent
être à jamais ajoutées aux nombreuses médications dont on peut, suivant les indications ration-
nelles, tirer un parti fort avantageux dans le traitement de cette maladie.

C'est encore ici l'occasion de rappeler que tous
les chirurgiens qui ont pu traiter beaucoup de
tumeurs blanches, et en particulier Lisfranc, ont

été toujours conduits à n'adopter aucune méthode exclusive de traitement de cette affection, mais bien à recourir, suivant les cas et les indications, à la foule de moyens thérapeutiques dont l'utilité a été constatée par l'observation. C'est ainsi que les évacuations sanguines, les vésicatoires, les moxas, les cautères, le mercure porté jusqu'à la salivation, le muriate de baryte, l'iode, etc., successivement et judicieusement employés, ont souvent triomphé de tumeurs blanches qui semblaient ne laisser de ressources que dans l'amputation du membre. Il est donc démontré, aujourd'hui, que les irrigations d'eau froide, faites à propos et avec prudence, aideront sans nul doute à tous les moyens, et seront, pour le praticien, une ressource précieuse en contribuant à changer la nature de cette inflammation rebelle à tant d'agents divers.

M. Gerdy a guéri au moyen des irrigations continuées pendant deux mois une jeune fille qui portait une tumeur blanche assez avancée du genou. D'autres praticiens, parmi lesquels je citerai mon père, n'ont pas moins été heureux que cet illustre professeur, dans l'emploi de ce moyen appliqué au traitement des tumeurs blanches, en le combinant toutefois avec les agents qui étaient appropriés à leur propre étiologie.

Les réfrigérants pourront, néanmoins, dans certains cas, paraître aux médecins un moyen dangereux en raison de maladies de poitrine qui peuvent se développer sous leur influence, particulièrement chez des sujets prédisposés ; pour la plupart ce ne sera pas un obstacle à leur emploi, attendu qu'ils ont par-devers eux des moyens modificateurs variés et relatifs à l'idiosyncrasie individuelle. (Voyez l'observation rapportée par le docteur Ichon dans l'intérêt de l'hydrothérapie.)

Préparations d'iode. — L'iode et ses diverses préparations, dont les propriétées étaient autrefois utilisées, mais sans qu'on s'en doutât, dans l'usage des éponges brûlées, sont des agents thérapeutiques dont la médecine moderne a retiré les plus beaux et les plus heureux avantages. M. Coindet, de Genève, est le premier qui proposa l'iode dans le traitement du goître et des scrofules. Depuis les belles cures de cet habile praticien, et sans compter les travaux de M. Lugol, un grand nombre de médecins anglais, allemands, belges et français, etc., sont venus par leur propre expérience consolider la juste réputation de la méthode iodée dans une foule de cas pathologiques, entres autres les tumeurs blanches pour lesquelles M. Bayle surtout l'a préconisée avec beaucoup de succès. Depuis lui, un grand nombre de praticiens l'ont appliquée avec non moins de succès *intus et extra*, particulièrement en frictions et en injections, dans les arthropathies, combinées toutefois avec les toniques et les amers. Mais il faut en cesser l'administration aussitôt que, sous leur influence, on voit survenir l'amaigrissement ou tout autre accident fâcheux.

M. Lugol a lu devant l'Académie des sciences un nouveau mémoire sur l'administration de l'iode dans les maladies scrofuleuses. Les résultats de sa pratique, à l'hôpital Saint-Louis, confirment de plus en plus les bons effets de cet agent ; des observations plus concluantes, plus nombreuses et plus variées s'y trouvent insérées.

L'expérience l'a forcé, en outre, à apporter quelques modifications dans ses formules : après avoir expérimenté l'iode et ses divers composés dans le traitement des scrofules siégeant dans les parties molles, M. Lugol a pu ensuite étendre l'usage de ce précieux agent à d'autres maladies plus graves et plus rebelles à nos moyens ordinaires ; par exemple, aux scrofules attaquant les extrémités des os, sous la désignation de tumeurs blanches.

Il serait trop long de rapporter les observations

consignées dans ce mémoire ; il nous suffira de dire que l'iode a réussi dans des cas où le mal était si avancé, qu'il semblait rester bien peu de chance de guérison. La plupart des malades offraient des abcès, des fistules de longue durée ; les articulations étaient déformées, les membres amaigris, la peau érysipélateuse, indurée, hypertrophiée : c'est dans ces circonstances désavantageuses que M. Lugol assure avoir obtenu des guérisons complètes en l'espace de quelques mois. Les malades n'ont pas dû cesser de marcher et de prendre de l'exercice, même lorsque des tumeurs blanches accompagnaient une sécrétion spontanée de l'articulation coxo-fémorale.

Il importe que nous disions aussi qu'il faut accompagner les préparations pharmaceutiques d'un régime tonique et fortifiant, et que M. Lugol exposait ses malades autant que possible à l'action d'un air pur et aux rayons du soleil.

Le fer et ses préparations. — Désigné en thérapeutique par le nom collectif de *ferrugineux*, il offre à l'art de guérir une des ressources les plus précieuses que nous possédions dans un grand nombre de maladies, principalement dans celles du système lymphatique ; conséquemment les scrofules, qui sont la cause la plus fréquente des tumeurs blanches. Parmi les médicaments qui ont été mis en usage dans les scrofules, dit M. Guersant, le fer occupe un rang distingué : plusieurs préparations ferrugineuses, seules ou associées aux amers, paraissent, en effet, avoir une action marquée sur les ulcérations scrofuleuses. Mais comme tous les moyens tant vantés contre cette maladie, les ferrugineux produisent en général beaucoup moins d'effet pendant l'hiver et au printemps, tandis qu'ils ont des succès prodigieux en été, où toutes les affections strumeuses s'améliorent spontanément sous l'influence seule de la saison.

Le docteur Carmichaël, dans son mémoire (*On essay*, etc.) a conseillé les ferrugineux à l'intérieur et à l'extérieur dans les ulcères cancéreux. Cinq cas d'ulcères en apparence cancéreux, mais qui peut-être n'étaient que des ulcères scrofuleux, à la face, au scrotum, à la jambe, ont guéri à l'aide de cet agent. Nous serions tenté de douter de la nature réellement cancéreuse de ces ulcérations, quand nous voyons que les ferrugineux ont constamment échoué dans les affections carcinomateuses entre les mains de praticiens distingués. M. Cruveilhier, entre autres, dit avoir usé et abusé du fer dans les maladies cancéreuses externes, et

cela sans la moindre apparence de succès. Il a
vainement administré cet agent dans plusieurs cas
de cancer de l'estomac. Quelquefois il diminuait
ou supprimait momentanément les vomissements;
d'autres fois il les exaspérait. Ce médicament a
également échoué dans plusieurs cas de cancer du
foie ou de l'utérus, où il a été expérimenté par le
même praticien. Les préparations martiales sont
astringentes et toniques, elles chassent le sang des
tissus avec lesquels on les met en contact, sup-·
priment ou modifient les sécrétions, tempèrent
les hémorrhagies, favorisent la résolution des engorgements; en un mot, remplissent les indications que l'on se propose ordinairement de remplir
avec les substances astringentes et fortifiantes.
On les emploie en fomentations, en lotions, en
frictions, en douches, bains et cataplasmes, sur
les parties affectées, soit affaiblies, soit paralysées
ou engorgées par du sang extravasé, de la sérosité,
sur les engorgements articulaires chroniques, etc.

Parmi ces préparations, ce sont les iodures et
les chlorures de fer qui ont été jusqu'à présent les
plus préconisés par la pluralité des praticiens
dans le traitement de la tumeur blanche. L'iodure
de fer, dit M. Guersant, est une des préparations
les plus importantes, parce qu'elle réunit les pro-

7

priétés du fer et de l'iode; aussi emploie-t-on ce médicament en solution dans l'eau, le vin, l'alcool, et sous forme de lotions, de bains, de pommades, de pastilles. Ce praticien en a obtenu de très bons effets dans les scrofules, les tumeurs blanches qui en dépendent, même dans l'hiver; et il a vu les ulcères strumeux s'améliorer notablement, puis se cicatriser sous l'influence de ce sel administré à l'intérieur et à l'extérieur, en solution dans l'eau, à la dose de quelques décigrammes par jour. Le bromure de fer est un succédané de l'iodure, possédant toutes ses propriétés; il est employé dans les mêmes circonstances, sous les mêmes formes et aux mêmes doses que lui.

Pour terminer ce qui a rapport au traitement des tumeurs blanches, nous dirons qu'un dernier moyen, commun à une grande partie des maladies graves des articulations, est l'ablation des parties altérées; le nombre des cas où cette ressource extrême peut être mise en usage doit diminuer avec les progrès que fait la thérapeutique dans le traitement local et général des maladies articulaires; et sans doute, si ce traitement était perfectionné et qu'il pût toujours être employé dès le début, il n'y aurait pas autant de cas d'amputation ou de résection : car si la santé générale était asséz

bonne, la guérison pourrait avoir lieu sans opération, et, si la santé était trop profondément altérée, toute opération ne pourrait que hâter la fin
du malade.

OBSERVATION Ire.

M. G..., de Saint-Germain, âgé de vingt-neuf ans,
d'une constitution strumeuse, avait eu dès son
jeune âge des abcès cervicaux, qui lui laissèrent
un grand nombre de cicatrices. A l'âge de douze
ans, il fut affecté de la rougeole, suivie d'une toux
sèche et opiniâtre, dont il fut tourmenté pendant
plus d'un an, et qui faisait penser à une phthisie
pulmonaire. Cette toux lui revenait chaque fois
qu'il se livrait au plus petit écart dans son régime,
ou qu'il s'exposait à un air froid et humide. Ce
malade, à l'âge de vingt ans, contracta une maladie
particulière, accompagnée d'un engorgement in-
guinal du côté gauche : il fut traité à cette époque
et guérit parfaitement ; néanmoins, après cette
maladie, et malgré un traitement approprié, il
avait eu des douleurs ostéocopes dont il souffrit
pendant plusieurs années, et qui cependant cé-
dèrent à l'emploi répété des mercuriaux. Arrivé
à l'âge de trente-deux ans, il éprouva des dou-

leurs très vives dans l'articulation cubito-humé-
rale, douleurs qui, en l'absence de toute autre
cause connue, pouvaient être attribuées à l'an-
cienne affection, et furent de nouveau traitées par
les frictions mercurielles faites sur le bras et
l'avant-bras. Les douleurs, qui se calmèrent un
peu, redevinrent bientôt plus fréquentes et plus
vives ; le coude se tuméfia, des abcès successifs se
formèrent au pourtour de l'articulation, le coude
présentait une déformation notable. Après plusieurs traitements infructueux, le malade n'obtint
qu'une amélioration temporaire.

Voici l'état dans lequel nous l'avons trouvé,
lorsque nous avons été appelé à lui donner des
soins.

Le coude gauche est fortement tuméfié et présente plusieurs issues fistuleuses, desquelles sort
une grande quantité d'un pus ichoreux, mal lié ;
le bras du même côté est également tuméfié et
dur, l'avant-bras est œdémateux ; le malade ne peut
faire le plus petit mouvement sans éprouver des
douleurs excessivement vives ; il est très maigre
et a une fièvre lente avec des exacerbations, et
ordinairement précédée de frissons ; elle diminue
le matin, à la suite de sueurs abondantes. La langue
est toujours un peu sèche, quoique souvent hu-

mectée par des boissons. Le malade a en outre une toux sèche et opiniâtre, accuse une douleur sourde au côté droit de la poitrine ; sa respiration donne à l'auscultation des râles crépitants, et il a un peu de diarrhée.

Dans ces conditions, il était évident que les désorganisations locales étaient trop avancées pour que l'on pût espérer quelques améliorations d'un traitement général ou local. Nous dirons donc que dans de telles conditions l'amputation ne pouvait laisser espérer aucun succès ; du reste, le malade se refusait d'une manière positive à ce moyen extrême. Dès lors, nous dûmes, toujours animé du désir d'apporter quelque soulagement, tenter un traitement dans le but plutôt de soutenir l'état général qui périclitait de jour en jour, que d'obtenir une guérison que nous n'avions pas la prétention d'espérer. Attendu l'insomnie à laquelle le malade était en proie, nous prescrivîmes une pilule de 5 centigrammes d'extrait d'opium et des cataplasmes émollients laudanisés : la nuit est assez bonne ; il y a un peu de sommeil, quelques rêves pénibles à de longs intervalles. Le lendemain 8, frictions mercurielles ; deux cuillerées de sirop de proto-iodure de fer, une le matin, une le soir.

Le quatorzième jour, le malade n'a plus qu'une

selle par jour; il prend deux bouillons. Nous prescrivons une décoction de quinquina concassé pour tisane, à la dose de 15 grammes pour un litre.

Le 20, l'état général est plus satisfaisant; nous ordonnons une solution d'iodure de potassium à 4 grammes pour 120 grammes de véhicule, à donner matin et soir par cuillerée à bouche dans une tasse d'une infusion de feuilles de noyer; injection d'iode avec trois parties de ce médicament pour sept parties d'eau. Le malade n'accuse qu'une légère cuisson après l'injection; continuation des frictions mercurielles.

Le 25, le malade a moins de fièvre, et en raison d'un caractère d'intermittence qui se prononce d'une manière tranchée dans le retour des accès, nous administrons deux pilules de quinine de 40 centigrammes chacune dans le courant de la journée.

Le 27, la fièvre paraît céder, l'appétit revient, les selles ne sont plus diarrhéiques; injections à l'iode avec partie égale d'eau; ces dernières sont tolérées sans douleur.

Le 31, nous faisons des injections à l'iode pur, et le malade dit ressentir quelques picotements supportables; cependant aucun accident subaigu ne survient, on continue les frictions mercurielles ; deux trajets fistuleux arrivent à cicatrisation.

Le 3 juin, une nouvelle injection à l'iode pur est faite : la tuméfaction diminue d'une manière notable ; la suppuration est moins abondante ; le pus qui s'échappe est plus lié et de meilleure nature.

Le 7, le coude est moins douloureux ; encore diminution dans la tuméfaction ; l'amélioration se soutient. Toujours l'iodure de potassium à l'intérieur, 2 grammes par jour, sans rien de remarquable du côté des voies digestives.

Du 7 au 10, la fièvre reparaît ; le 11, le sommeil est meilleur, la fièvre cède et l'état devient plus satisfaisant.

Le 12, un vin de gentiane et de quinquina remplace le sirop d'iodure de fer ; injection d'iode pur ; compression légère, rendue plus uniforme à l'aide d'agaric pour remplir les inégalités musculaires.

Le 15, grande amélioration ; appétit augmenté, la fièvre est nulle.

Le 18, le coude n'est presque plus tuméfié, l'appétit augmente toujours ; on est arrivé à 3 grammes d'iodure de potassium par jour. Ce médicament n'amène rien du côté de l'estomac, néanmoins nous faisons suspendre son emploi pendant douze jours.

Le 21, suintement des petits trajets fistuleux qui existent encore ; la compression n'amène que très lentement à faire disparaître les décollements : il est vrai de dire que nous ne l'employions qu'avec beaucoup de précaution. Les décollements sont cependant beaucoup diminués ; encore injection d'iode, compression à la suite.

Le 25, il n'y a plus qu'une petite issue qui tend à cicatrisation ; l'état général devient très bon, le malade reprend ; le teint hâve a fait place à quelques couleurs vermeilles.

Le 28, frictions avec la pommade iodurée de plomb, compression avec une bande amovo-inamovible ; il n'existe plus de plaie.

Le 2 juillet, nous revenons à l'iodure de potassium, l'estomac le tolère parfaitement.

Le 10, mieux bien marqué ; nous faisons exécuter des mouvements légers de flexion de l'avant-bras sur le bras, et nous renouvelons cet exercice tous les jours pendant quelques heures.

Au mois de septembre, le malade est parfaitement guéri ; il ne lui reste qu'un peu de roideur qui diminue chaque jour. Il est remarquable que chez le malade qui fait le sujet de cette observation, les symptômes de phthisie se sont bien amendés, et que l'affection tuberculeuse est restée dans un état stationnaire.

OBSERVATION II.

Tumeur blanche tibio-fémorale.

Un homme d'un tempérament lymphatique avait une tumeur blanche du genou, horriblement douloureuse par suite d'une contusion.

Les évacuations sanguines et les opiacés sous toutes les formes s'étaient montrés inefficaces, la douleur persistant avec une très grande intensité. Il prit en vingt-quatre heures et en trois doses, sous forme pilulaire, 8 décigrammes de calomel unis à 15 centigrammes d'opium ; cette médication fut continuée jusqu'à ce que la salivation se développât, et alors les douleurs se dissipèrent comme par enchantement.

Ce moyen, qui s'est montré si efficace dans cette tumeur blanche douloureuse, avait été expérimenté avant nous avec succès. Il nous a paru d'autant plus rationnel dans le traitement des tumeurs blanches, qu'il est employé avec succès depuis longtemps dans certains accès de rhumatisme et de goutte qui se montrent rebelles à tous les traitements. Il est rare néanmoins, nous nous hâtons de le dire, que, sous son influence seule, les tumeurs blanches aient guéri complétement, elles ont seulement diminué de volume et sont devenues indolentes; mais cette amélioration nous a permis l'emploi d'autres médications qui ont achevé la cure. Parmi ces moyens, nous citerons le muriate de baryte, dont les effets ont été admirables.

OBSERVATION III.

Tumeur blanche de l'articulation calcanéo-astragalienne avec carie.

Quoique la carie des os d'une articulation soit une des maladies les plus dangereuses, et qu'elle exige le plus souvent l'amputation du membre, on parvient quelquefois à le conserver à force de soins et de patience. Chez un enfant de six ans, il se forma, sous l'influence présumée du vice strumeux ou d'une tout autre cause organique, une tumeur douloureuse autour du calcanéum et de l'astragale du pied droit. On fit appliquer à plusieurs reprises des sangsues pour prévenir l'inflammation du périoste et la carie de ces os. Le mal resta stationnaire, et un médecin proposa le cautère actuel ; mais ce moyen fut rejeté par les parents. Un autre médecin donna des soins à ce malade pendant huit à neuf mois.

Nous fûmes après cette époque consulté, et remarquant alors une fluctuation qui s'étendait autour de l'articulation, se faisant même sentir jusqu'au-dessous des malléoles, nous nous déterminâmes à faire une incision large et profonde des deux côtés de la tumeur, et nous sentîmes avec la sonde cannelée que l'articulation était inégale et raboteuse. Nous prescrivîmes tour à tour la décoction de quinquina, celle de feuilles de noyer ; les sirops d'iodure de fer, de gentiane et de quinquina. Les pansements furent d'abord faits avec un mélange de teintures d'aloès et de myrrhe légèrement animées d'alcool camphré, et nous touchions plusieurs fois les parties avec le nitrate d'argent ; plus tard, les injections iodurées succédèrent à ces premiers pansements : elles parurent plus avantageuses. Au bout de six mois de ce traitement, des exfoliations eurent lieu, provenant des parties latérales de l'astragale ; plus tard, il se détacha quelques autres esquilles du calcanéum. Les frictions alternatives de pommades iodurée et napolitaine mitigées favorisèrent la diminution de la tuméfaction énorme du pied à l'état d'hypertrophie complète ; alors la peau prit une couleur naturelle, la fièvre hectique disparut. L'alimentation, un peu augmentée et rendue tout à fait animale, vint aussi concourir à achever la guérison complète de cette maladie, dont la cure fut terminée par les douches légèrement sulfureuses froides.

OBSERVATION IV.

Tumeur blanche péri-articulaire du pied droit avec carie du péroné et dénudation de la face postéro-inférieure du tibia.

Madame Pantin (Marguerite), sage-femme à Nanterre, âgée de cinquante-quatre ans, d'un tempérament nervoso-sanguin, d'une santé habituellement bonne, n'a jamais contracté de maladies graves dans le cours de sa vie. En 1846, elle eut une névralgie faciale, dont elle a beaucoup souffert ; à la suite de cette maladie elle fut affectée d'une ophthalmie intense, dont le traitement a duré six mois, malgré les soins spéciaux du docteur Sichel.

Au mois de septembre 1851, Mme P...., appelée dans la nuit pour un accouchement, ne s'apercevant pas dans l'obscurité qu'elle avait un trottoir à franchir, fit une chute, de laquelle résulta une entorse. Cet accident fut jugé légèrement, puisqu'on ne lui opposa pas le moindre antiphlogistique, et que la malade, par les exigences de sa profession, se livra beaucoup trop tôt à la marche, sans penser aux conséquences fâcheuses qui pourraient survenir. La maladie, continuant ainsi pendant deux mois avec des alternatives de douleurs et de gonflement, prouvait évidemment que des désordres avaient eu lieu du côté de l'articulation tibio-tarsienne et devaient laisser après eux des suites funestes. En effet, trois mois après l'accident, la tuméfaction devenant plus grande, les douleurs intolérables ne permettant plus à la malade de se livrer à ses occupations, la décidèrent enfin à se faire conduire chez le docteur Guionis, qui la vit pour la première fois le 26 décembre. Des émollients furent d'abord employés; le 31, le premier abcès fut ouvert, continuation des mêmes antiphlogistiques. Huit jours après, une nouvelle incision fut pratiquée; la suppuration devient abondante, on remplace les cataplasmes de farine de lin par ceux de farine de seigle; un nouvel abcès est ouvert à la fin de janvier. Vers le 20 février, sous l'influence d'une fièvre continue et de la suppuration qui augmente, l'état général de la malade périclite, les douleurs qu'elle ressent la privent de sommeil ; son moral s'affecte à l'idée que son mal devient plus grave ; elle nous fait appeler.

Nous ne voulûmes prescrire aucun moyen avant d'avoir une entrevue avec notre confrère. Elle eut lieu dès le lendemain ; nous tombâmes d'accord sur le genre de maladie, et fûmes unanimes à dire qu'en présence d'un état pathologique aussi sérieux, l'issue de la maladie pourrait bien être le moyen extrême de l'amputation.

Après avoir encouragé la malade, notre confrère lui exposa qu'en raison de ses nombreuses occupations il lui devenait impossible de suivre et de donner à chaque instant les soins que sa position réclamait impérieusement, mais que, lorsqu'elle le désirerait, il s'empresserait de se joindre à nous pour la voir.

Il fut convenu qu'elle nous était confiée, attendu que nous habitions la même localité que la malade, et qu'il nous serait plus facile de répéter nos visites.

L'art devait encore tenter de nouveaux efforts, et nous avons pensé, dans l'intérêt de cette observation intéressante, qu'il n'était pas inutile de préciser les conditions dans lesquelles se trouvait madame P.... au 23 février, époque de nos premiers soins.

La constitution est profondément altérée, l'amaigrissement augmente chaque jour sous l'influence d'une fièvre continue et de sueurs abondantes; insomnie, douleurs lancinantes ressenties au pourtour et au niveau de l'articulation tibio-tarsienne; trois fistules donnent issue à la suppuration. L'exploration au moyen du stylet fait reconnaître une carie de l'extrémité inférieure du péroné, et, poursuivant nos recherches, nous sommes un moment porté à penser, à la sensation communiquée par l'instrument, que nous arrivons à l'articulation calcanéo-astragalienne où existe une dénudation.

Le lendemain, à notre visite du matin, inquiet d'un état aussi grave, nous faisons de nouvelles tentatives et reconnaissons que c'est plutôt l'extrémité postéro-inférieure du tibia qui présente une petite surface dénudée. Ce qui nous confirme dans cette dernière opinion, c'est la déformation notable du pied qui détruisait les rapports des diverses pièces osseuses entre elles. En effet, le pied, fortement tuméfié, était extrêmement douloureux quand on imprimait le moindre mouvement à l'articulation.

Le 24, la fièvre a été très violente, avec un sommeil très agité; douleur que la malade compare à des coups de canif dans le pied. La tuméfaction a beaucoup augmenté dans la région dorsale du

pied, et une fluctuation bien manifeste nous indique qu'il existe une collection purulente assez
considérable. Nous pratiquons une incision au
niveau du cou-de-pied, sur la ligne médiane, entre
deux tendons de l'extenseur des orteils, et arrivons au foyer purulent d'où s'échappe une assez
grande quantité d'un pus mal lié ; un décollement
considérable existe dans plusieurs directions.
Cataplasmes laudanisés, une pilule d'opium de
5 centigrammes.

Le 25, la malade se dit bien soulagée de l'opération de la veille, elle a dormi trois heures ; la
fièvre persiste néanmoins.

Le 28, nous revenons aux onctions mercurielles,
et, sous l'influence de ce moyen, la tuméfaction
diminue, le sommeil devient meilleur, et le pouls
donne seulement aujourd'hui 104 pulsations.

Le 4 mars, même état ; continuation des mêmes
moyens ; des frissons, que la malade accuse avec
un caractère d'intermittence qui se prononce, nous
engagent à tâter du sulfate de quinine associé à
l'opium.

Le 14, la médication antipériodique que nous
citons plus haut a fait justice de ces horripilations,
et les accès ont disparu ; seulement la suppuration
continue toujours assez abondamment et nous me-

nace d'un nouvel abcès qui semble se prononcer entre le tendon d'Achille et le calcanéum.

Le 18, nous ouvrons ce nouvel abcès, dont le point fluctuant se trouve à la partie interne du pied, en arrière de la malléole; il s'échappe une grande quantité de pus qui semble de meilleure nature que celui des abcès précédents. Continuation des émollients; nous prescrivons le sirop d'iodure de fer à la dose de deux cuillerées par jour.

Le 25, en explorant avec le stylet les divers trajets fistuleux qui, pour la plupart, communiquent entre eux, nous avons l'idée de passer un séton de la partie externe à la partie interne par un des trajets qui passent au niveau et en arrière de l'articulation calcanéo-astragalienne. Depuis cette époque, à l'aide de ce moyen, et, à l'intérieur, de l'iodure de fer, du vin de quinquina et de gentiane, nous voyons chaque jour la suppuration diminuer, et l'état général devenir meilleur. Nous oublions de noter que tous les six ou sept jours environ, nous diminuons les diamètres de la mèche au fur et à mesure que les fistules tendent à cicatrisation.

Au 20 avril, le séton est composé seulement de cinq brins de coton; la malade n'a presque plus de fièvre, elle dort parfaitement et son appétit reprend chaque jour.

Le 28, nous supprimons le séton; il reste seulement trois issues fistuleuses qui donnent à cette époque une très petite quantité d'un pus parfaitement homogène.

La malade prend toujours son vin de quinquina et de gentiane. En raison d'une constipation qui a fait place à la diarrhée, nous prescrivons seulement 15 grammes d'huile de ricin.

Le 3 mai, nous tentons une compresssion légère en laissant des petites fenêtres pour l'écoulement du pus par les trois dernières issues.

Le 4, la malade a souffert toute la nuit de ce moyen; nous l'ajournons pour revenir aux frictions avec la pommade d'iodure de plomb, dont nous continuons l'usage pendant quelque temps, après lequel nous reprenons la compression qui, cette fois, est tolérée et permet à la malade d'être levée quelques heures en l'exposant à l'insolation.

A la fin de juin, elle peut essayer de marcher à l'aide de béquilles et chaque jour gagner des forces. A cette époque il n'existe plus de suppuration, et la malade marche de mieux en mieux jusqu'au mois d'août, où elle est complétement

guérie et en état de reprendre ses occupations pénibles sans ankylose ni claudication.

Nous croyons devoir, dans l'intérêt de la thérapeutique des tumeurs blanches, faire suivre cette
observation de réflexions sur le séton comme un
des agents précieux dans cette maladie.

Quoique ce moyen nous paraisse avoir été rejeté par la plupart des praticiens, nous ne pouvons nous dispenser de reconnaître, conduit que
nous sommes par la méthode des analogies, qu'il
ne doit pas moins être d'une certaine efficacité
dans le traitement de cette maladie, souvent d'une
telle gravité, que ce n'est pas trop de toutes les
ressources de l'art; et à l'appui de notre opinion
nous évoquons ici l'opinion de Lisfranc, qui a fait
du traitement de la tumeur blanche le sujet de
leçons nombreuses. Ne nous disait-il pas que, loin
de ne consister que dans l'emploi d'une médication dont les bons effets ont été constatés, les
vraies méthodes consistaient, au contraire, à va-
rier à l'infini les moyens curatifs et à savoir tirer
parti, suivant l'occurrence, de tous les agents dont
l'efficacité a été reconnue et sanctionnée par la
docimasie médicale.

Or, puisque des incisions sont souvent exercées
pour agrandir les trajets fistuleux et favoriser

l'écoulement du pus, ne serait-il pas rationnel d'admettre que des sétons, établis dans la même vue, peuvent être indiqués dans les dernières périodes de la maladie, et doivent, sans nul doute, amener par leur concours, longtemps continué, des résultats et plus constants et plus efficaces même que ces incisions elles-mêmes? Du reste, l'expérience a déjà parlé en leur faveur.

Telles sont les observations qui, par l'intérêt qu'elles offrent, nous ont paru devoir être rapportées pour compléter notre travail. Elles laisseront apprécier, mieux que ne saurait le faire une description minutieuse, la part du succès que l'on doit attribuer aux agents thérapeutiques et la part qu'il faut faire aux circonstances étrangères.

Enfin, nous ne finirons pas sans rappeler qu'il est d'une indispensable nécessité de saturer pendant plus ou moins de temps l'économie par des substances diverses dont l'action est de combattre les différents virus qui souvent donnent naissance aux tumeurs blanches.

FIN.

TABLE DES MATIÈRES.

FIN DE LA TABLE.

www.ingramcontent.com/pod-product-compliance
Ingram Content Group UK Ltd.
Pitfield, Milton Keynes, MK11 3LW, UK
UKHW020924140726
13695UKWH00003B/964